Die *freie* Mens

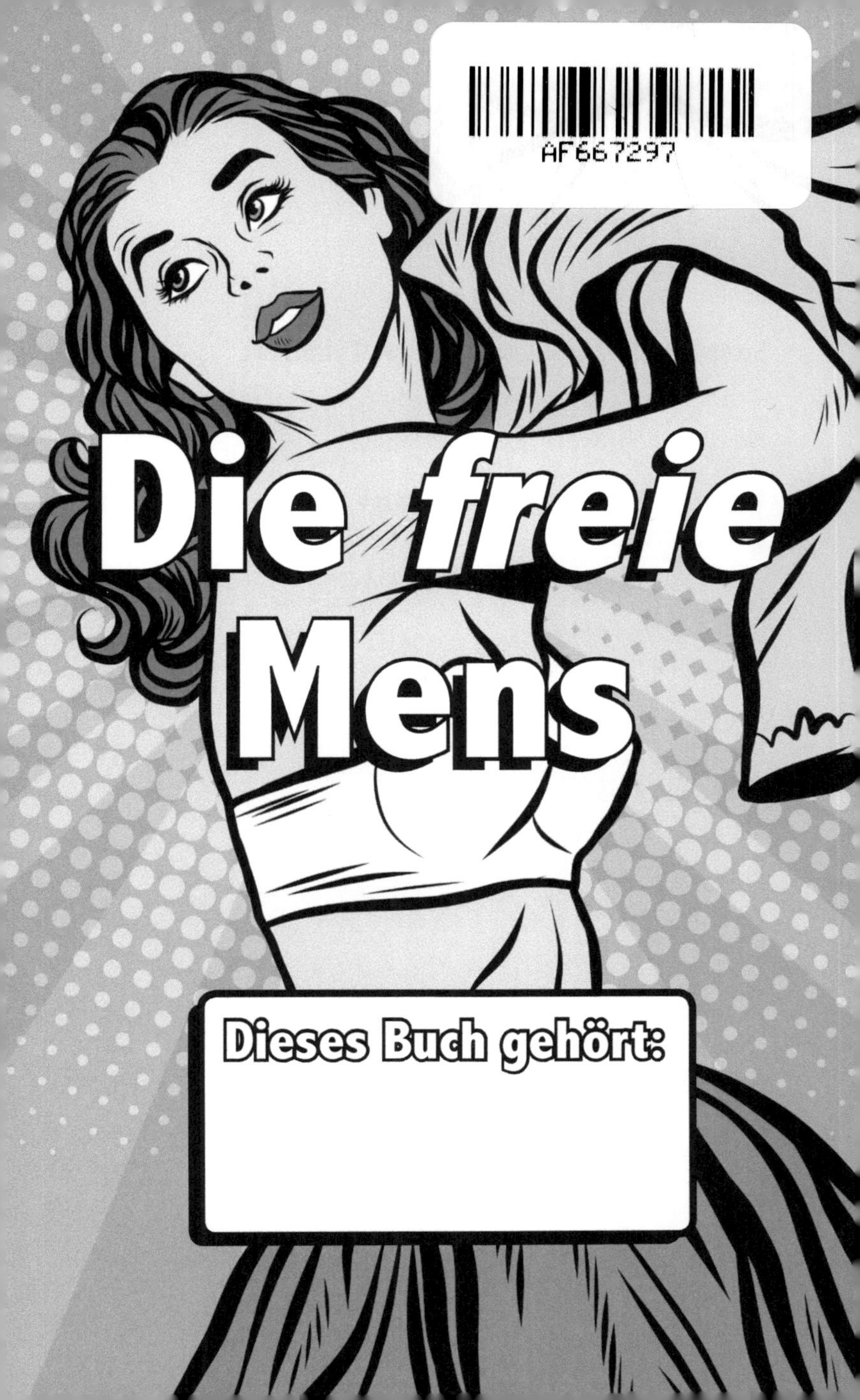

Dieses Buch gehört:

Inhalt

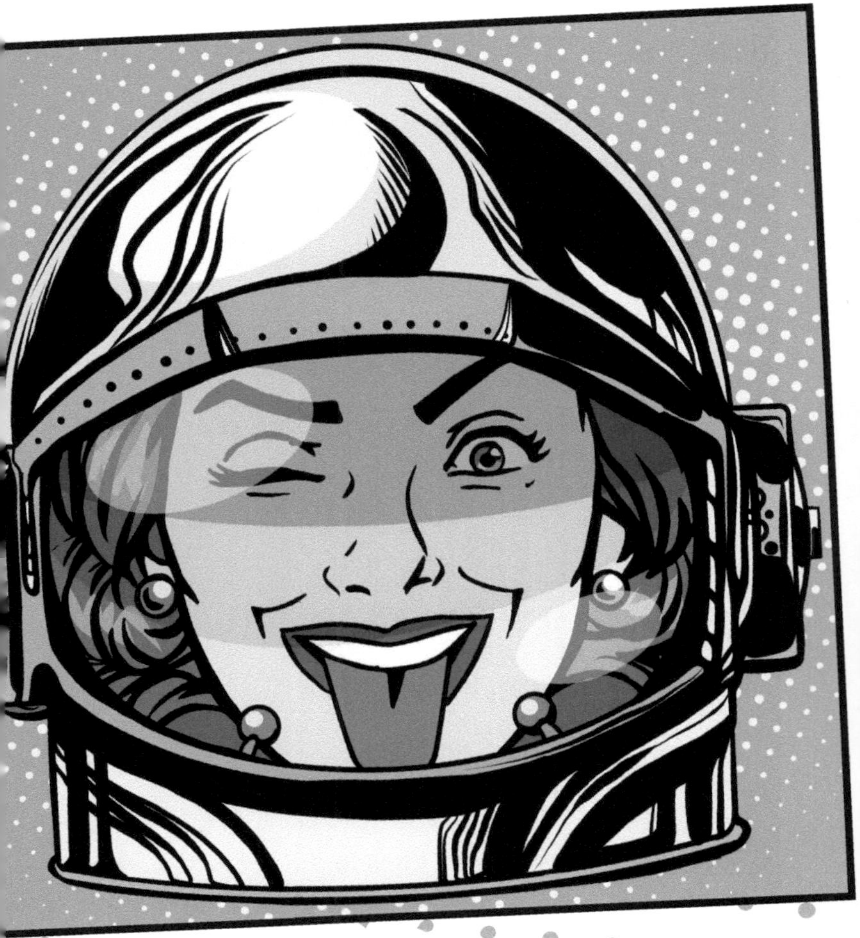

Das ist Lea.

Lea ist 32 Jahre alt, verheiratet und hat zwei Töchter, die sie zu Hause bekommen hat. Ein Mädchen ist im Grundschulalter, das andere krabbelt nachts noch in Mamas Bett.

Lea arbeitet freiberuflich als Werbefachfrau und macht Home Office. Praktischerweise hat sie so die meiste Zeit freien Zugang zu einer Toilette. Ein unschlagbarer Vorteil zur stressfreien Durchführung der freien Mens, die Lea seit mehreren Jahren praktiziert.

Weil Lea nicht nur Werbekampagnen zur ersten bemannten Mars-Mission konzeptionieren und texten kann, lässt sie uns in diesem COMIC-TAGEBUCH an ihrer freien Mens teilhaben, die sie extra für uns aufgeschrieben hat.

UPS, NICHT ERSCHRECKEN! LEAS COMIC-TAGEBUCH KANN MANCHMAL ECHT SCHRÄG SEIN!

Mens – was ist das?

Bevor wir anfangen, lass uns kurz zusammenfassen, worum es hier überhaupt geht.

Wenn du als Mädchen schon einige Jahre auf der Erde gelebt hast, entwickelst du dich irgendwann zu einer Frau, die schwanger werden kann. Das Besondere daran: Deine Gebärmutter blutet nun ab und zu, und dieses Blut rinnt aus der Scheide.

Verschiedene Hormone sorgen dafür, dass die Blutung regelmäßig passiert. Deshalb nennt man diese „Tage" auch die „Regel". Andere sagen „Menstruation" dazu, weil das Bluten ungefähr alle 28 Tage wiederkehrt, also circa einmal im Monat (auf Lateinisch „Mens") startet.

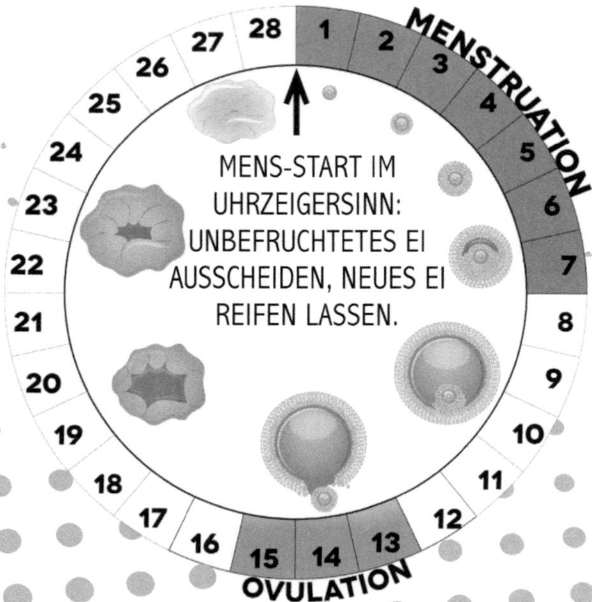

WÄHREND DU NOCH BLUTEST, REIFT SCHON WIEDER EIN NEUES EI IN DIR HERAN.

Dein Körper will einfach sicherstellen, dass du jeden Monat die Chance bekommst, dich zu vermehren.

Das Ei, aus dem sich ein Baby entwickeln könnte, „springt" zur Eisprungzeit („Ovulation" von lat. Ovus = Ei) etwa zur Zyklusmitte aus einem deiner beiden Eierstöcke in einen der beiden Eileiter, die sich rechts und links der Gebärmutter befinden. Manche Frauen spüren den Eisprung zu dieser Zeit sehr genau rechts oder links unterhalb des Nabels.

Bereits etliche Tage vor dem Eisprung bist du fruchtbar und kannst schwanger werden. Diese fruchtbare Zeit merkst du unter anderem durch Scheidenschleim, der immer spinnbarer wird, bis er sich anfühlt wie Eiklar.

Wurde dein Ei nicht durch Sex und die in der Befruchtungsflüssigkeit des Mannes enthaltenen Spermien befruchtet, braucht es sich auch nicht in der saftigen Schleimhaut der Gebärmutter zu verankern.

Dein Körper merkt in diesem Fall, dass keine Schwangerschaft vorliegt, und stößt das unbefruchtete Ei letztlich gemeinsam mit der alten Schleimhaut deiner Gebärmutter sehr kräftig wieder ab: Du blutest, und alles Alte wird ausgeschieden.

Dieser Zyklus geht bei gesunden Frauen vollautomatisch vor sich. Außer, du bist schwanger, stillst viel oder nimmst die Pille bzw. andere Hormone, die den Eisprung unterdrücken (sogenannte „Ovulationshemmer").

Was ist die freie Mens?

Die freie Mens ist eine Methode, mit der du deine Periode (fast ganz) ohne Tampons, Binden, Mensbecher, Schwämmchen oder sonstige Hygieneartikel erleben und stattdessen „frei“ abfließen lassen kannst.

Deine Tage einfach so zu managen, ohne ausgestopft zu sein oder Binden im Slip zu haben, bedeutet in der Regel eine große Erleichterung – vor allem was lästige Regelschmerzen angeht. Viele Mädchen und Frauen fühlen sich zudem wesentlich freier und selbstbestimmter als zuvor.

Warum das so ist? Ganz einfach: Frei abzulassen heißt,

... gut zu wissen, was innerlich vor sich geht. Dadurch bist du von Natur aus offener und gelassener, als wenn du dich immer nur ausstopfst oder Binden verwendest.

... nicht mehr absolut abhängig zu sein von käuflichen Menstruationsprodukten. Dadurch übernimmst du die Führung und wirst selbstbewusster deinem Körper gegenüber, denn du kommst auch ohne Drogeriemarkt zurecht.

... dem Rhythmus deines Körpers zu folgen. Dadurch kommt in der Regel alles besser in Schwung und du kannst deinen Zyklus sogar beschleunigen, also die Blutungsdauer etwas verkürzen.

... nicht zuletzt die Kraft der Gebärmutter zu spüren und zu unterstützen. Dieser Muskel in dir ist sehr mächtig, er kann sogar dein Kind gebären! Die freie Mens ist daher ein gutes Training für einfache Geburten. Und genau wie bei einer Geburt braucht das Anspannen und Entspannen der Gebärmutter nicht weh zu tun.

Dass es außerdem sehr viel umweltschonender und kostengünstiger ist, einige Blatt Toilettenpapier als Wäscheschutz zu verwenden anstatt jedes Mal eine neue Einmalbinde oder einen Tampon zu verbrauchen, liegt auf der Hand.

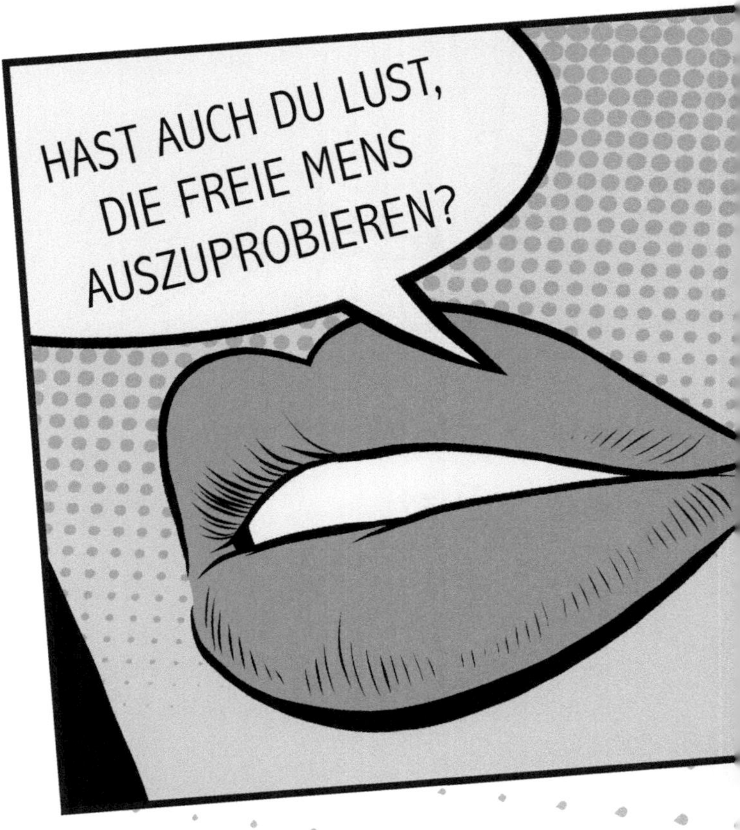

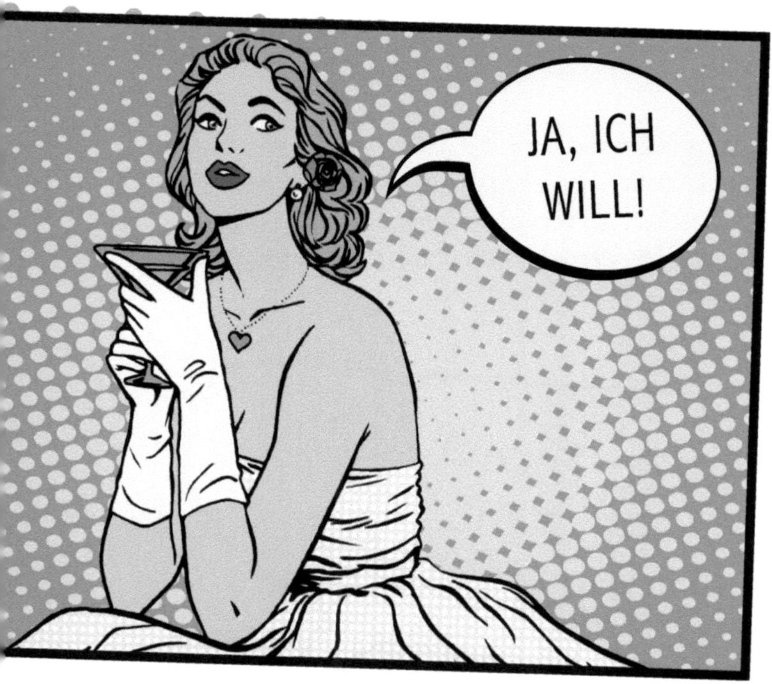

Schön, dass du dabei sein willst!

Meistens klappt die freie Mens schon nach ein paar Übungs-Zyklen recht gut.

Wenn du also etwas experimentierfreudig bist, wirst du von Mal zu Mal sicherer im Umgang mit dieser total praktischen Methode.

Dennoch tauchen auch für routinierte freie Mensianerinnen immer wieder konkrete Fragen zur Durchführung der freien Mens in der Praxis auf, zum Beispiel:

... Wie merke ich, dass die freie Mens beginnt und wann ist sie vorbei?

... Was tue ich, wenn ich unterwegs bin?

... Laufe ich in der Nacht aus?

... Wie oft brauche ich an den starken Tagen eine Toilette?

... Kann ich während der freien Mens auch schwimmen oder in die Sauna gehen?

All diese Fragen lassen sich beantworten.

Am besten von jemandem, der schon viel Erfahrung im Umgang mit der Methode hat. Zu diesem Zweck hat Lea einen Zyklus lang genau notiert, was mit ihrer Mensflüssigkeit passiert, wenn sie nicht durch Tampons oder Binden innerlich oder äußerlich aufgesaugt wird – zu Hause und unterwegs.

Damit sich Lea auch tatsächlich an jedes winzige Detail erinnert, hat sie ein FREIE MENS-TAGEBUCH geführt, was nicht zuletzt ihre Kinder sehr witzig fanden. Denn wer erstattet schon Bericht über das, was auf der Toilette herauskommt?

VIELLEICHT DU BEI DEINER ERSTEN FREIEN MENS!?

Das Aufschreiben ist in der Tat eine gute Idee. So behältst du deine Forschungsergebnisse stets im Blick und kannst parallel zu Leas Beschreibung deine EIGENEN Erfolgsrezepte für die freie Mens notieren.

Am besten ist, du findest selbst heraus, an welchen Tagen und für welche Anforderungen dir welche Kombinationen der freien Mens mit „klassischen" Methoden am besten gefallen.

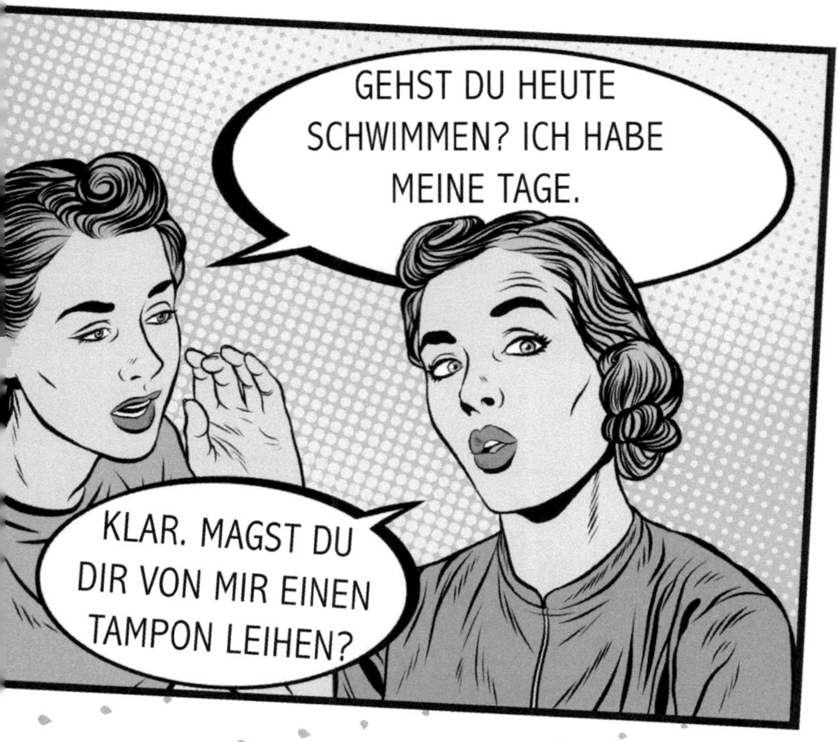

DENK DARAN: ÜBUNG MACHT DIE MEISTERIN! UND WENN DU EINEN ZYKLUS LANG AUF HERKÖMMLICHE PRODUKTE ZURÜCKGREIFST, IST DAS NATÜRLICH VOLL OK.

Du kannst die freie Mens – zum Beispiel beim Schwimmen, in der Sauna oder unterwegs – auch eine Zeit lang aussetzen und dann, im jeweiligen Anschluss an die klassische Verwendung von Tampons, Binden und Co, wieder unbeschwert auf der Toilette frei mensieren.

Das Gute daran: Sobald du die freie Mens gelernt und geübt hast, kannst du sie jederzeit für dich „aktivieren" und nützen. Vollständig, teilweise oder einen Zyklus lang auch einmal gar nicht.

Das Wissen um die freie Mens bleibt jederzeit für dich abrufbar, so wie du auch das Zähneputzen nicht verlernst, wenn du es einen Morgen einmal auslässt.

Und nun viel Spaß mit Leas Geschichte und dem Menstruieren (fast) ohne Binden, Tampons und Co!

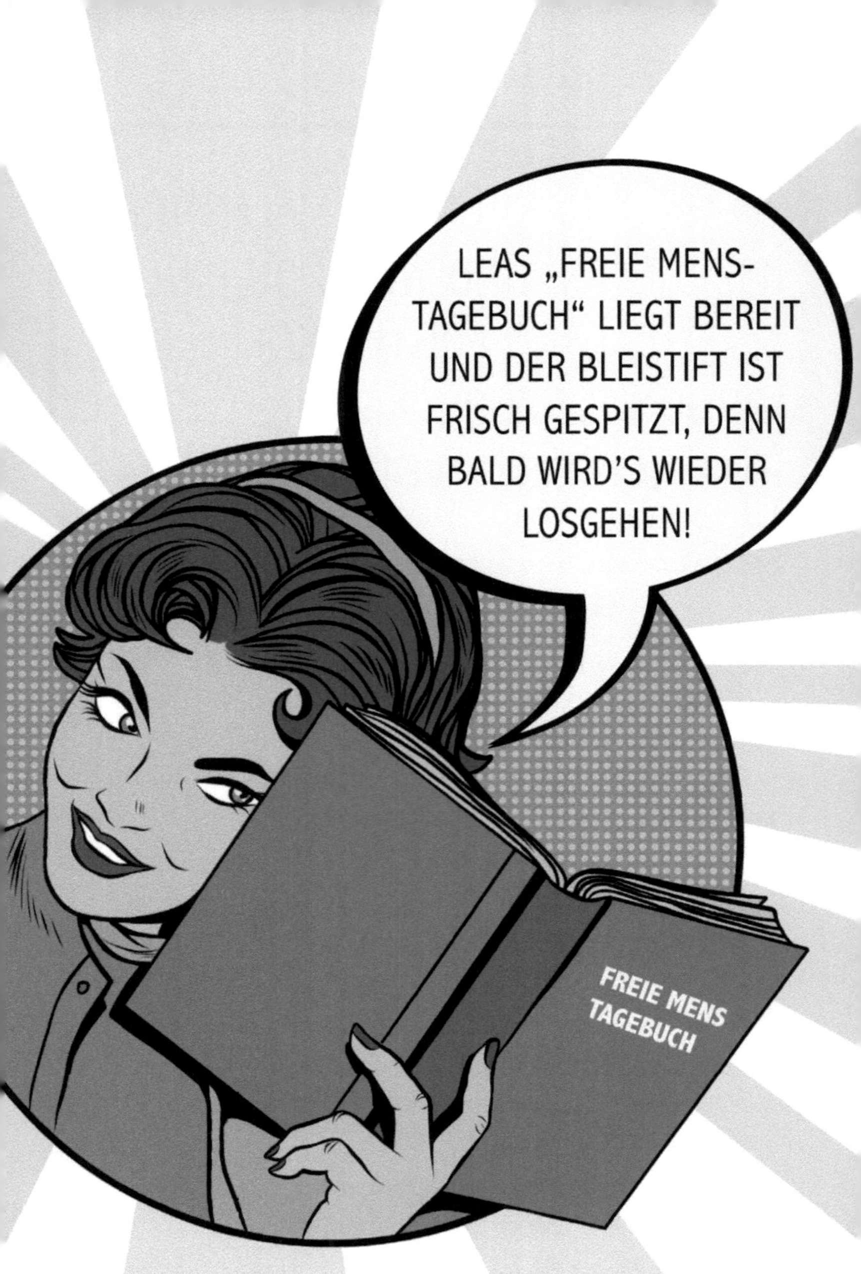
LEAS „FREIE MENS-TAGEBUCH“ LIEGT BEREIT UND DER BLEISTIFT IST FRISCH GESPITZT, DENN BALD WIRD’S WIEDER LOSGEHEN!
FREIE MENS TAGEBUCH

Sonntag, 29. Zyklustag und 1. Zyklustag

21 UHR

Ich besuche die Toilette und stelle beim Abwischen fest, dass sich etwas Blut auf dem Toilettenpapier befindet.

Obwohl es schon spät am Abend ist, beschließe ich, diesen Tag bzw. Abend als 1. Zyklustag zu rechnen. Blut ist Blut, immerhin.

Vermutlich ist meine Aufwachtemperatur* heute morgen schon um ein paar Zehntelgrad gesunken, was einen echten Zyklusstart markiert. Faul, wie ich derzeit mit teils mehreren Still-Stops in der Nacht bin, habe ich allerdings nicht gemessen.

Noch befindet sich kaum Material zum Ausscheiden in meinem Unterleib.

Dennoch lege ich drei Blatt Toilettenpapier in meinen Slip, da ich nicht weiß, wie rasch es vorangehen wird.

* Lea misst normalerweise ihre Aufwachtemperatur, damit sie die volle Kontrolle über ihren Zyklus behält. Wenn du mehr darüber wissen und deine Zyklen auch selbst vermessen möchtest, besorg dir am besten den Menstruationskalender „Alle meine Tage“.

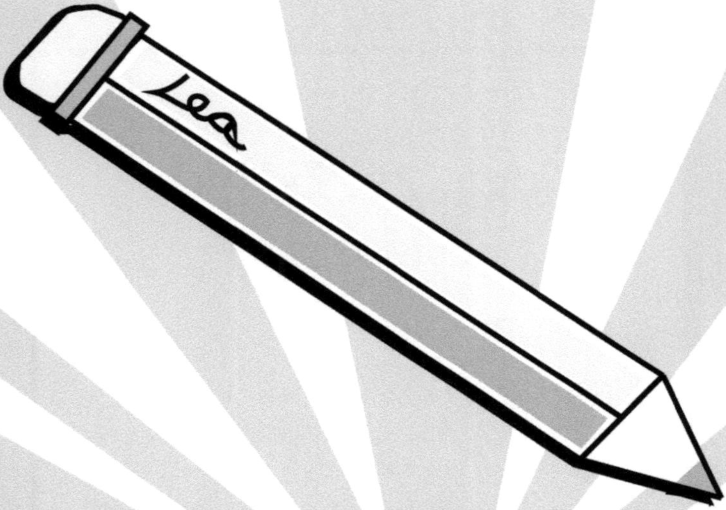

NOTIERE NUN, WIE SICH DER ZYKLUSSTART BEI DIR NORMALERWEISE ANFÜHLT UND WIE DU IHN ENTDECKST.

Was weißt du über deinen Zyklusstart?

- [ ] Irgendwann ist die Unterhose blutig, was manchmal recht unpraktisch ist.
- [ ] Ich messe jeden Morgen meine Aufwachtemperatur und sehe schon vor der eigentlichen Blutung, dass es losgeht.
- [ ] Vor Zyklusbeginn bin ich etwas knautschig und schlecht zu vertragen.
- [ ] An den Tagen vor den Tagen lasse ich es mir besonders gut gehen, weil ich da empfindsamer bin als sonst.
- [ ] ....

  ....
- [ ] ....

  ....
- [ ] ....

  ....

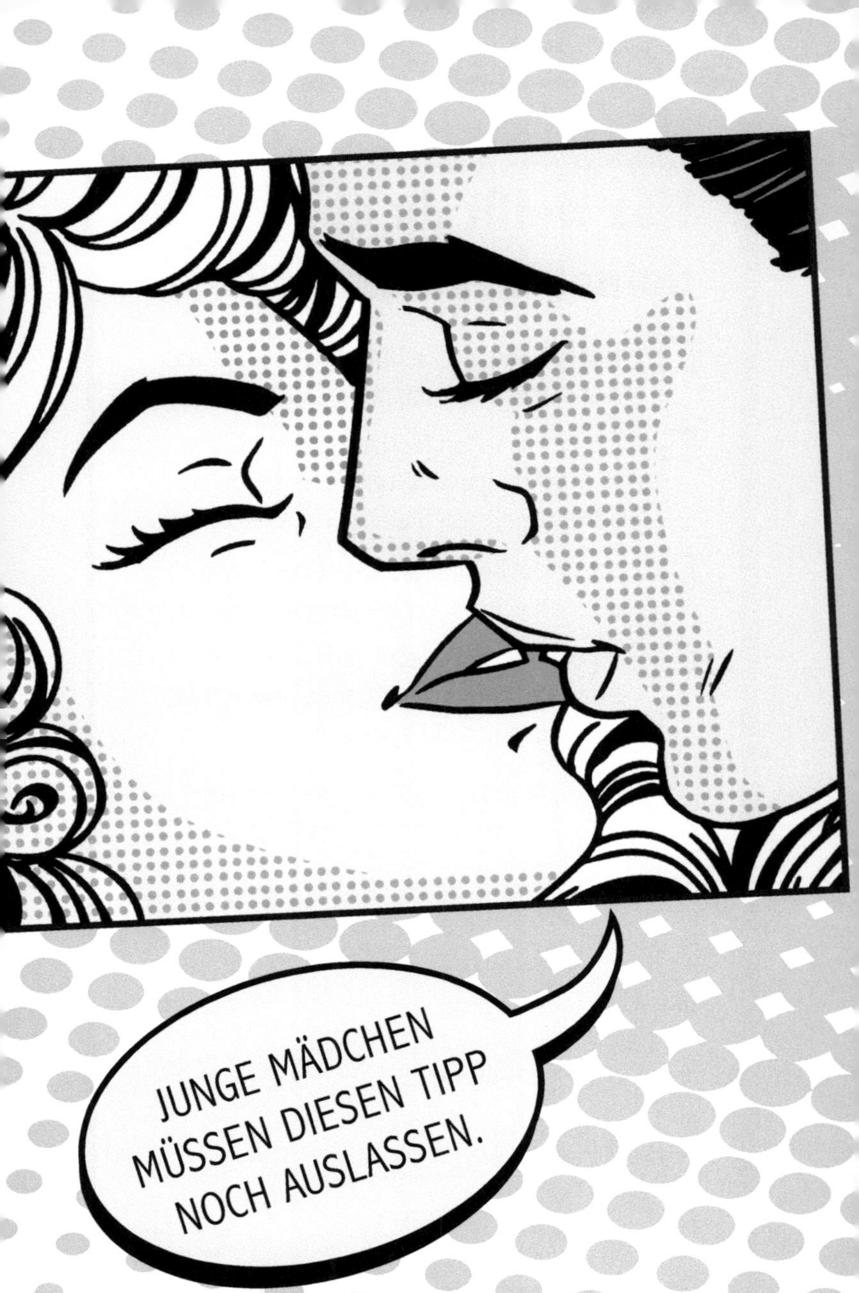
JUNGE MÄDCHEN MÜSSEN DIESEN TIPP NOCH AUSLASSEN.

Menstruationshelfer zu später Stunde

Selten aber doch: Ich habe tatsächlich gemeinsam mit meinem Mann einen gemütlichen Fernsehabend auf der Couch verbracht.

Es ist halb zwölf Uhr nachts. Der Film ist vorbei und die Ritter sind in großen Mengen gestorben. Dafür haben sie immerhin den Palast erobert. Okay, zumindest die, die überlebt haben.

Ritter ... gute Idee! Stark und heldenhaft sind sie, und immer zu Heldentaten bereit. So wie mein Mann.

Ich animiere ihn zu später Stunde, ebenfalls Ritter zu spielen und mein früher Menstruationshelfer zu sein.

Wie das geht? Sex! Seine Flüssigkeit hilft der meinen, denn die im Sperma enthaltenen Prostaglandine erleichtern meinem Muttermund die Öffnung.

Ähnlich wie vor einer Geburt. Als unsere Zweite zu Hause zur Welt kam, hat er sich im Vorfeld auch heldenhaft dieser schweren Aufgabe gestellt ;-)

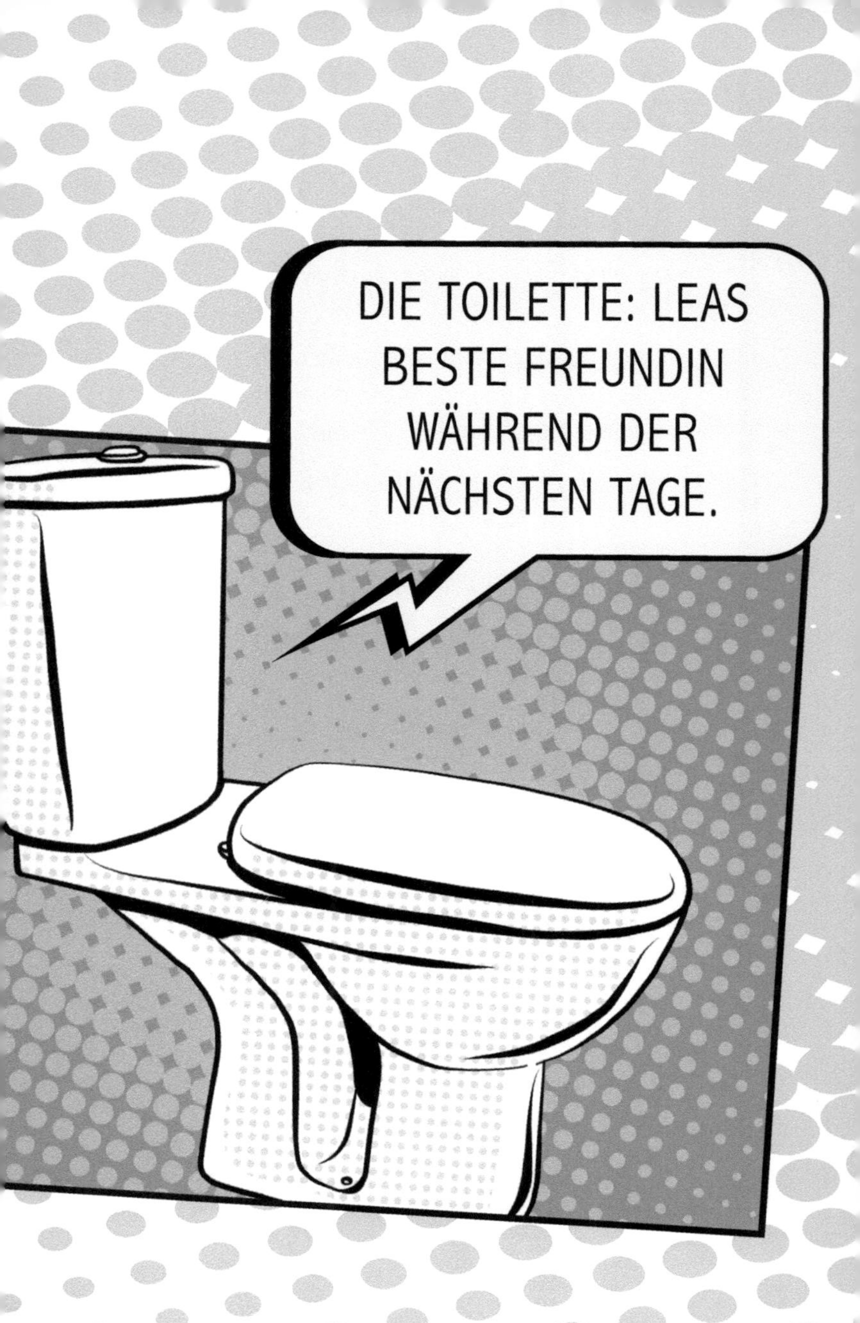
DIE TOILETTE: LEAS BESTE FREUNDIN WÄHREND DER NÄCHSTEN TAGE.

Montag, 2. Zyklustag: Nächtliche Störung

3:00 UHR

Unsere Kleinste zieht mit Sack und Pack in mein Bett ein. Es wird eng und ungemütlich.

Bei solchen Gelegenheiten werde ich wach und muss meistens auf die Toilette, so wie jetzt auch. Im Halbschlaf denke ich noch: Ah, da könnte jetzt Blut kommen.

Da ich das Licht nicht anknipsen möchte, spüre ich in mich hinein. Es fühlt sich feucht an und bewegt sich auch dort, wo kein Pipi herunterrinnt.

Vorsichtshalber bleibe ich etwas länger sitzen.

Nach etwa einer halben Minute gehe ich leicht in die Hocke, drücke etwas nach und putze mich ab.

Im Halbdunkel erkenne ich geringe Blutspuren. Ich wische nochmals drüber und lege einige Blätter gefaltetes Toilettenpapier in den Slip, den ich dieser Tage unter dem Pyjama trage.

Montagmorgen: Jetzt aber schnell!

8:40 UHR

Heute ist Feiertag. Wie praktisch am ersten echten Zyklustag!

Ich werde häufig eine Toilette brauchen.

Als ich aufwache bzw. durch mein Kind geweckt werde, das aufs Töpfchen gehen möchte, spüre auch ich den Drang, zur Toilette gehen zu wollen. Ich freue mich auf große Ernte, denn die letzten Stunden dürfte sich so einiges angesammelt haben.

Neugierig schaue ich in Richtung Wasserstrahl. Wie erwartet sehe ich, wie ein dicker Strang Menstruationsflüssigkeit abgeht. Einige Sekunden läuft er parallel zum hellgelben Urin mit, dann tröpfelt er etwas vor sich hin.

Um die Menstruationsflüssigkeit, die zurzeit hinaus möchte, vollständig auszuscheiden, gehe ich nach dem Wasserlassen noch in die tiefe Hocke und kippe mein Becken leicht nach vorne.

Ich schiebe mit, halte an, schiebe mit, halte an und es kommt noch etwas Mensflüssigkeit.

Dann, nach insgesamt etwa einer Minute auf der Toilette, hört das Tropfen auf und ich wische mich ab. Naturgemäß bleibt etwas Blut auf dem Toilettenpapier hängen, das gemischt mit Urin aber nicht viel ist.

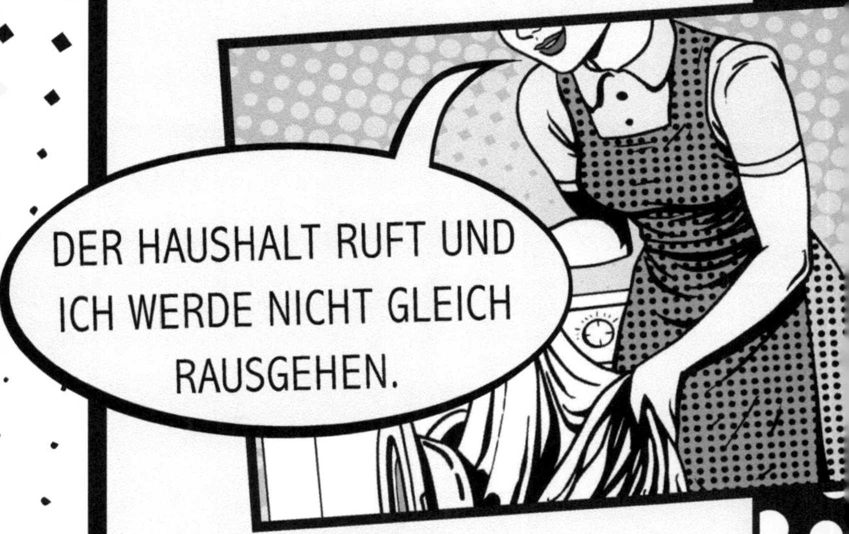

Es reicht wohl für den Moment, nach dem Abputzen einige Blätter gefaltetes Toilettenpapier in den Slip zu legen.

Würde ich sofort das Haus verlassen, würde ich heute – am ersten starken Zyklustag – eine dünne Binde in den Slip legen und darüber erst das gefaltete Toilettenpapier. Denn man weiß unterwegs ja nicht immer, wo die nächste saubere Toilette ist.

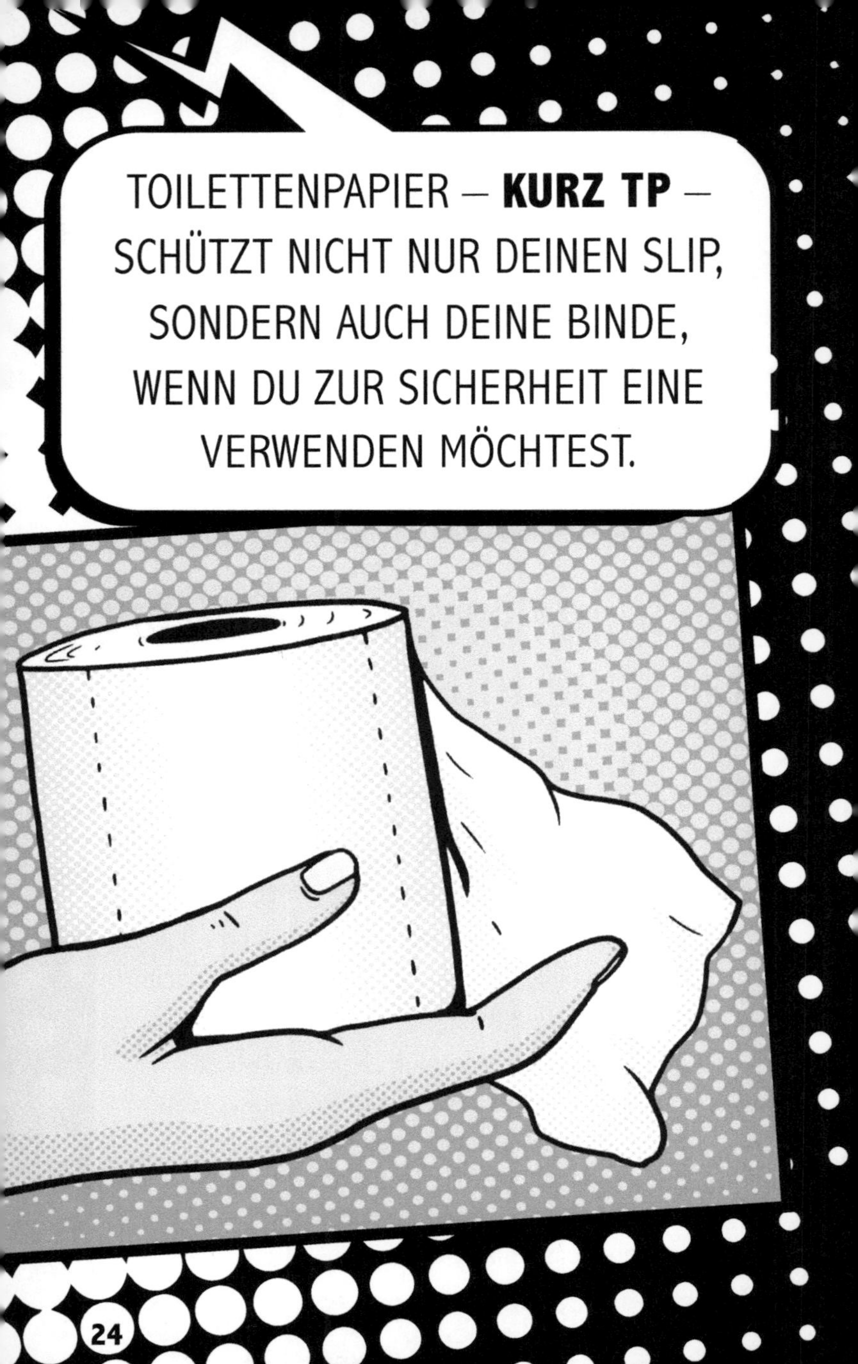
TOILETTENPAPIER – **KURZ TP** – SCHÜTZT NICHT NUR DEINEN SLIP, SONDERN AUCH DEINE BINDE, WENN DU ZUR SICHERHEIT EINE VERWENDEN MÖCHTEST.

Probiere: Wie klappt das mit dem TP bei dir?

- ☐ Super, das ist wirklich eine gute Idee!
- ☐ Das TP ist mir zu kratzig. Ich brauche weicheres Papier und werde mir ein paar Rollen flauschiges TP oder mehrere Packungen weicher Taschentücher besorgen.
- ☐ Fühlt sich noch ein wenig seltsam an, aber ich könnte mich vielleicht daran gewöhnen.
- ☐ ....

  ....
- ☐ ....

  ....
- ☐ ....

  ....

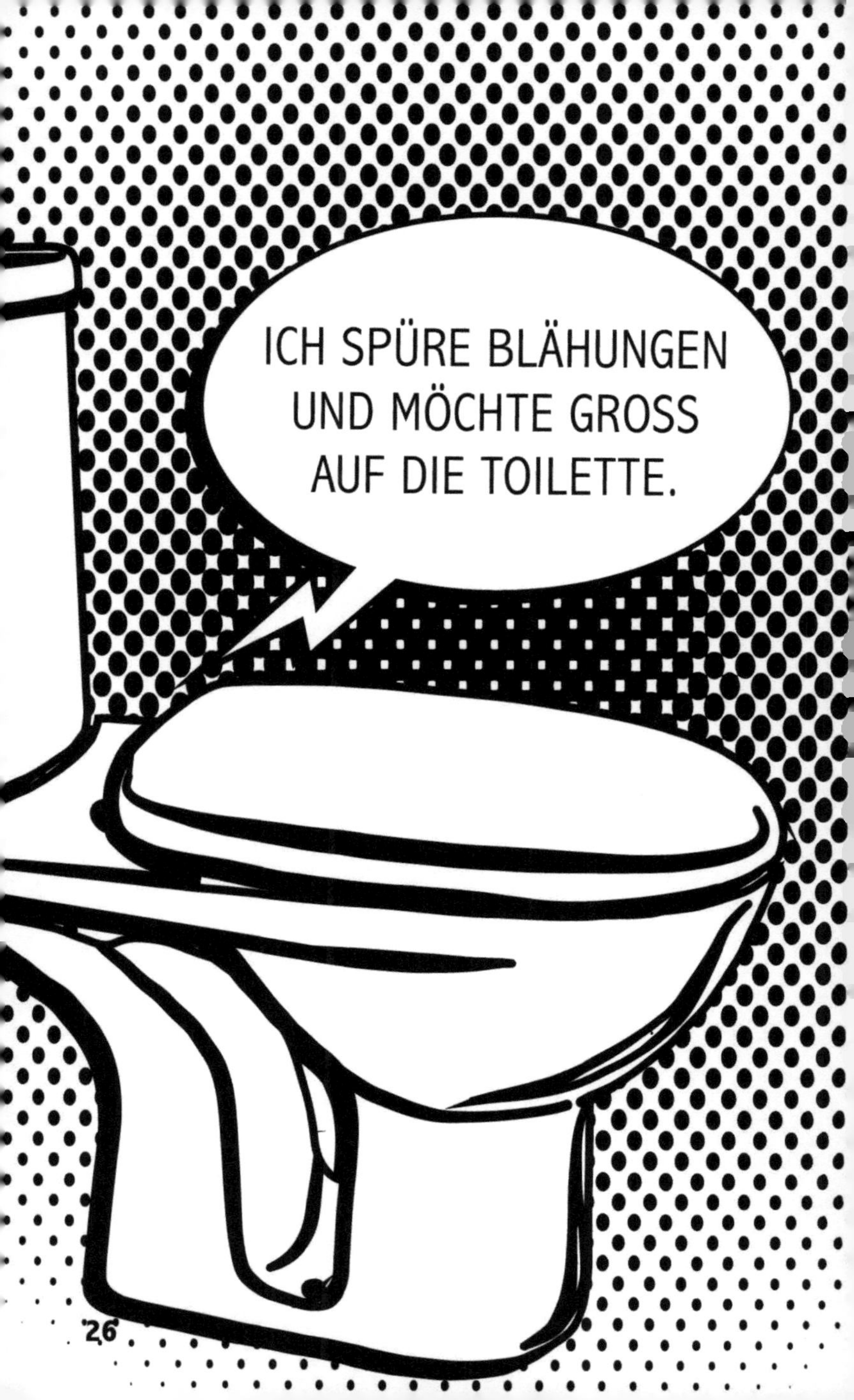
ICH SPÜRE BLÄHUNGEN
UND MÖCHTE GROSS
AUF DIE TOILETTE.

Blähungen ... was nun?

9:20 UHR

Eine kräftige Darmentleerung zu Zyklusbeginn steht an! Früher wurde ich davon regelrecht überrumpelt: Als junges Mädchen wusste ich nämlich noch nicht, dass Regelstart und großes Geschäft zusammenhängen.

Rasch suche ich die Toilette auf, denn ich merke, dass auch etwas Flüssiges raus will.

Huch! Ein kleiner Blutschwall ist in meinem Slip gelandet und durchtränkt das Toilettenpapier. Naja, nicht so schlimm. Das Blut werde ich nachher mit KALTEM WASSER auswaschen.

PUH, DAS WAR ZU KNAPP!

Ich setze mich so auf die Toilette, dass die Zehen aufgestellt sind und der Oberkörper leicht nach vorne geneigt ist. So kann mein Darm seine Arbeit leichter verrichten.

Während das große Geschäft unter mir in Richtung Kanalisation wandert, lässt der Druck im Unterleib nach. Das ist angenehm, weil ich schmerzfrei bleibe.

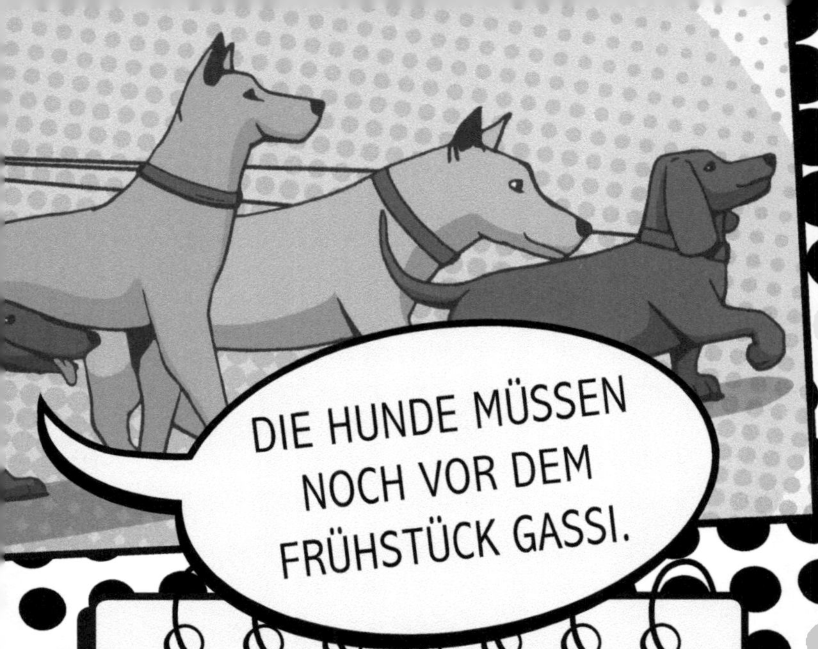

Auf geht's nach draußen!

9:30 UHR

Wie lange ich brauchen werde? Keine Ahnung. Vielleicht trödeln meine Kinder.

Nach dem Saubermachen wechsle ich meine Unterwäsche:

Ich wähle einen schwarzen Slip, klebe eine dünne Binde hinein und lege vier Blatt gefaltetes Toilettenpapier darüber. Für die Oberbekleidung wähle ich ebenfalls SCHWARZ. Sicher ist sicher.

Meinen etwas blutigen Slip wasche ich rasch in KALTEM WASSER aus. So geht der Blutfleck weg.

Welche Kleidung trägst du jetzt am liebsten?

- ☐ Weite Kleidung, die bequem ist und nicht drückt.
- ☐ Ich liebe enge Klamotten!
- ☐ Von den Farben her fühle ich mich nun mit dunkler Kleidung sicherer.
- ☐ Die Farben wähle ich nach Lust und Laune. Ob ich gerade meine Tage habe, ist mir dabei egal.
- ☐ ....

  ....
- ☐ ....

  ....
- ☐ ....

  ....

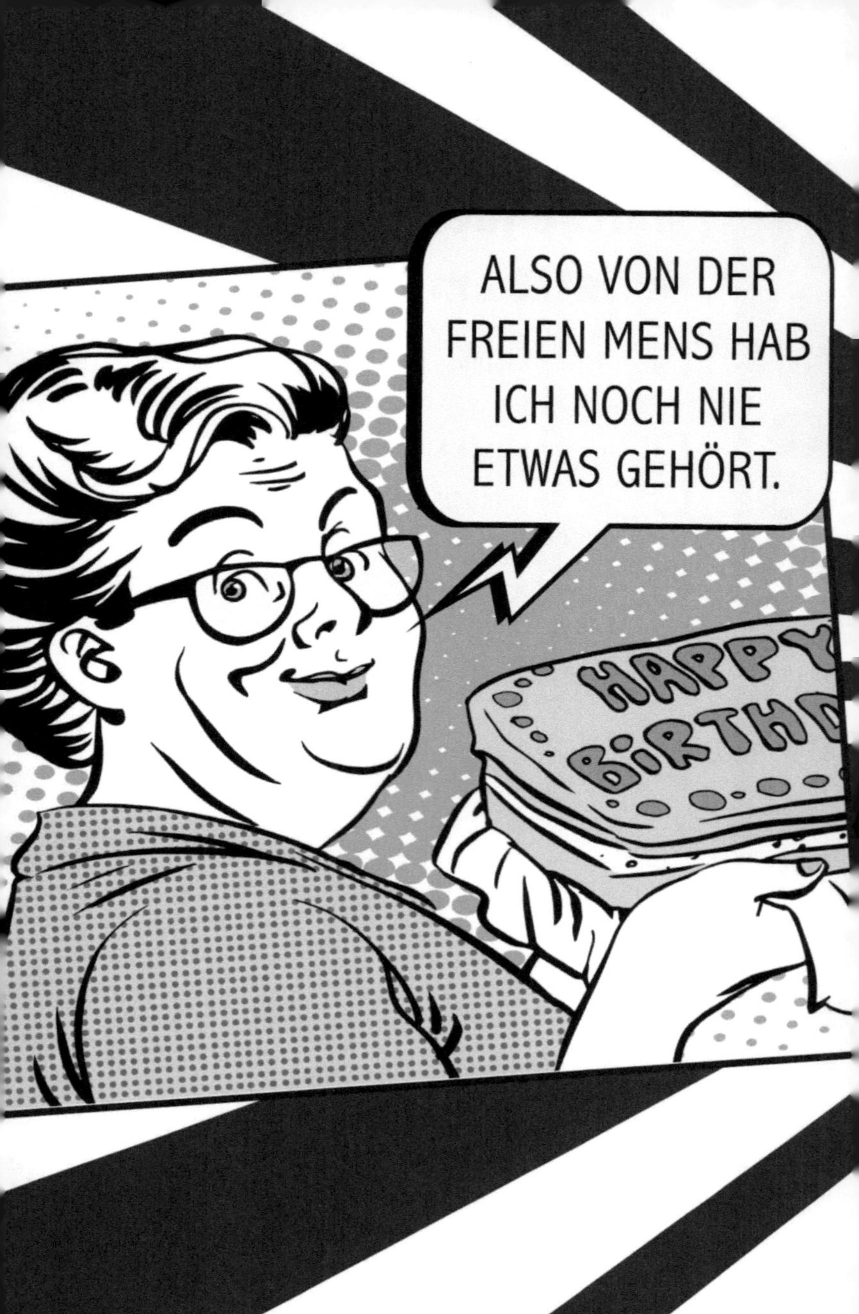
ALSO VON DER FREIEN MENS HAB ICH NOCH NIE ETWAS GEHÖRT.
HAPPY BIRTHD

Mein Unterleib ist superempfindlich.

Dennoch bin ich entspannt, weil ich alles, was raus will, auch bewusst rauslasse.

FRÜHER hätte ich einen Tampon eingeschoben oder dicke Binden in den Slip geklebt. Im Anschluss daran hätte ich eine Schmerztablette nehmen müssen, denn ich hätte ziemlich üble Krämpfe bekommen.

Ich wusste ja nicht, wie man sich von allem Alten löst – und weder meine Mutter noch meine Oma oder meine Freundinnen hatten davon einen Plan.

Dieses ehemals verstopft angespannte Gefühl nun in wohlige Wärme umwandeln zu können, die sich gedanklich in meinem ganzen Unterleib ausbreitet, ist sensationell.

So kann ich die Menstruation gewissermaßen als biologische Reinigung empfinden und sie sogar genießen. Ganz ohne Putzmittel macht mein Körper innen blitzblank sauber. Toll!

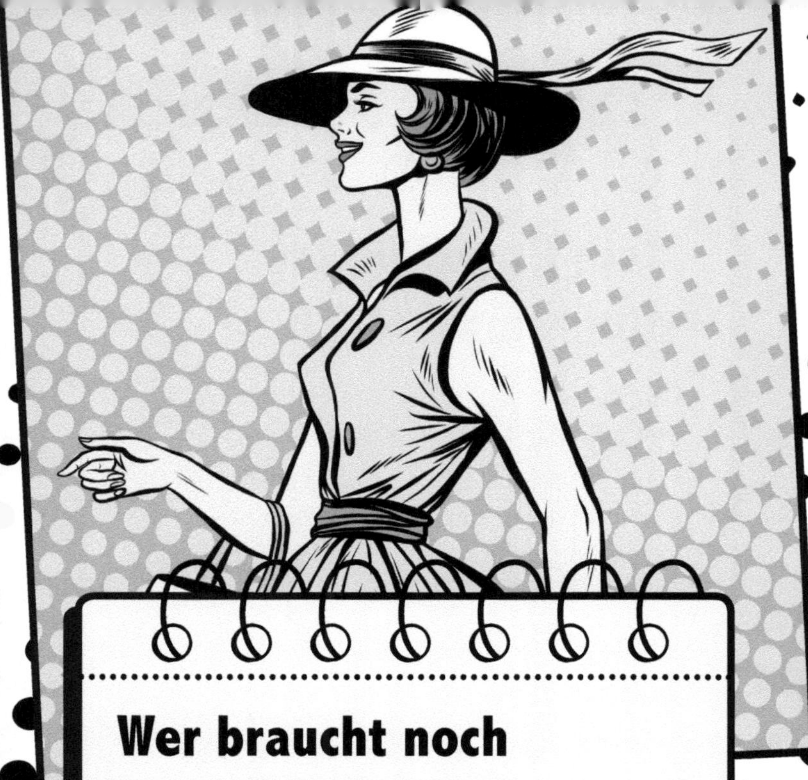

Wer braucht noch alte Schleimhaut?

Niemand! Deshalb stelle ich mich darauf ein, wie ich mich innerlich erneuere.

Der Spaziergang an der frischen Luft tut gut, und dass die Kinder – wie erwartet – trödeln, finde ich heute überhaupt nicht schlimm.

Ich habe ZEIT. Viel Zeit.

Diese Gelassenheit gefällt auch meinem Körper: Er kümmert sich um die Aufräumarbeiten, während ich ihn durch das Spazierengehen sanft dabei unterstütze. So kommt alles gut in Schwung.

Wie geht es bei dir am besten voran?

- ☐ Je lockerer ich bin, desto besser klappt's.
- ☐ Am liebsten habe ich viel Ruhe und Zeit für mich alleine.
- ☐ Ein bisschen Bewegung tut gut.
- ☐ Ich bin besonders unternehmungslustig und traue mir zu, auch auf fremden Toiletten die freie Mens zu probieren.

- ☐ ....

  ....
- ☐ ....

  ....
- ☐ ....

  ....

Frühstücks-Hunger

10:15 UHR

Als wir nach Hause kommen, gehe ich gleich auf die Toilette. Das fühlt sich gut an, obwohl ich es noch länger hätte aushalten können.

Es kommt nur ein Teelöffelchen Menstruationsflüssigkeit. Das Toilettenpapier im Slip und die Binde darunter sind komplett sauber.

Wir frühstücken ausgiebig.

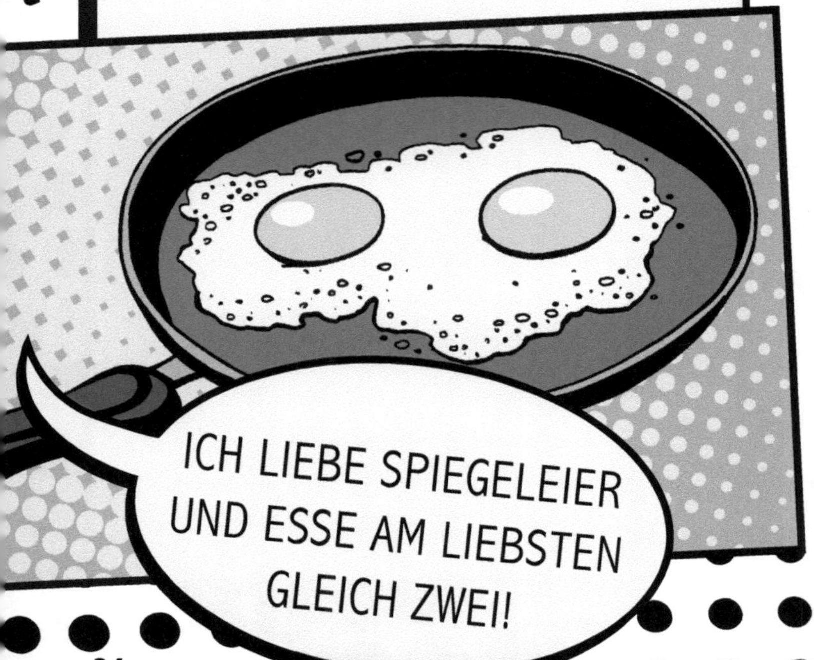

11:15 UHR

Nach dem Frühstück besuche ich die Toilette. Das Toilettenpapier im Slip ist ein bisschen rot, die Binde darunter hat allerdings kaum etwas abbekommen.

Ich lasse ab, indem ich Pipi mache, mich entspanne und auf der Toilette leicht vor und zurück schaukle. Es kommen etwa zwei Teelöffelchen Mensflüssigkeit.

Dann gehe ich wie beim Skifahren in die tiefe Hocke und kippe mein Becken leicht nach vorne. Während ich im Wechsel mitschiebe und anhalte, kommt noch etwas Flüssigkeit.

Nach dem Abtropfen der zähen Flüssigkeit, deren Rinnen nun vollständig zum Stillstand kommt, wische ich mich ab und lege vier Blatt gefaltetes Toilettenpapier in den Slip.

Ich bin komplett schmerzfrei und entspannt.

Toll! Speziell der Regelstart war früher eine ziemlich krampfhafte Angelegenheit.

Frei haben tut so gut.

11:45 UHR

Ich hocke im Wohnzimmer auf dem Teppich und blättere gedankenverloren in einer Zeitschrift. Während meine Kinder friedlich spielen, bemerke ich, dass ich schon wieder groß muss. Zum zweiten Mal an diesem Tag!

Ich gehe auf die Toilette und lasse raus, was raus will. Und das ist viel.

Praktischerweise gehen dabei auch die restlichen Blähungen weg, die bei mir ziemliche Schmerzen verursachen können.

11:58 UHR

Puh. Fertig. So lange war ich schon lange nicht mehr groß auf der Toilette.

Nach dem Saubermachen lege ich die üblichen vier Blatt gefaltetes Toilettenpapier in den Slip. Darunter klebt noch immer die Binde von heute Morgen.

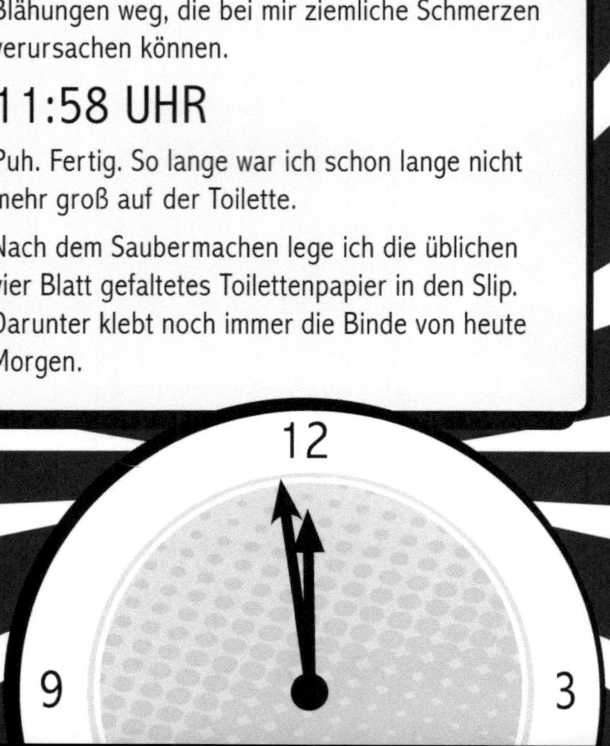

Wobei kannst du am besten entspannen?

- ☐ Wenn ich frei habe und gerade niemand etwas von mir will.
- ☐ Beim Arbeiten.
- ☐ Beim Lesen, wenn ich so richtig in den Text abtauchen kann.
- ☐ Vor dem Fernseher, wenn ich nebenbei etwas anderes mache.
- ☐ ....

  ....
- ☐ ....

  ....
- ☐ ....

  ....

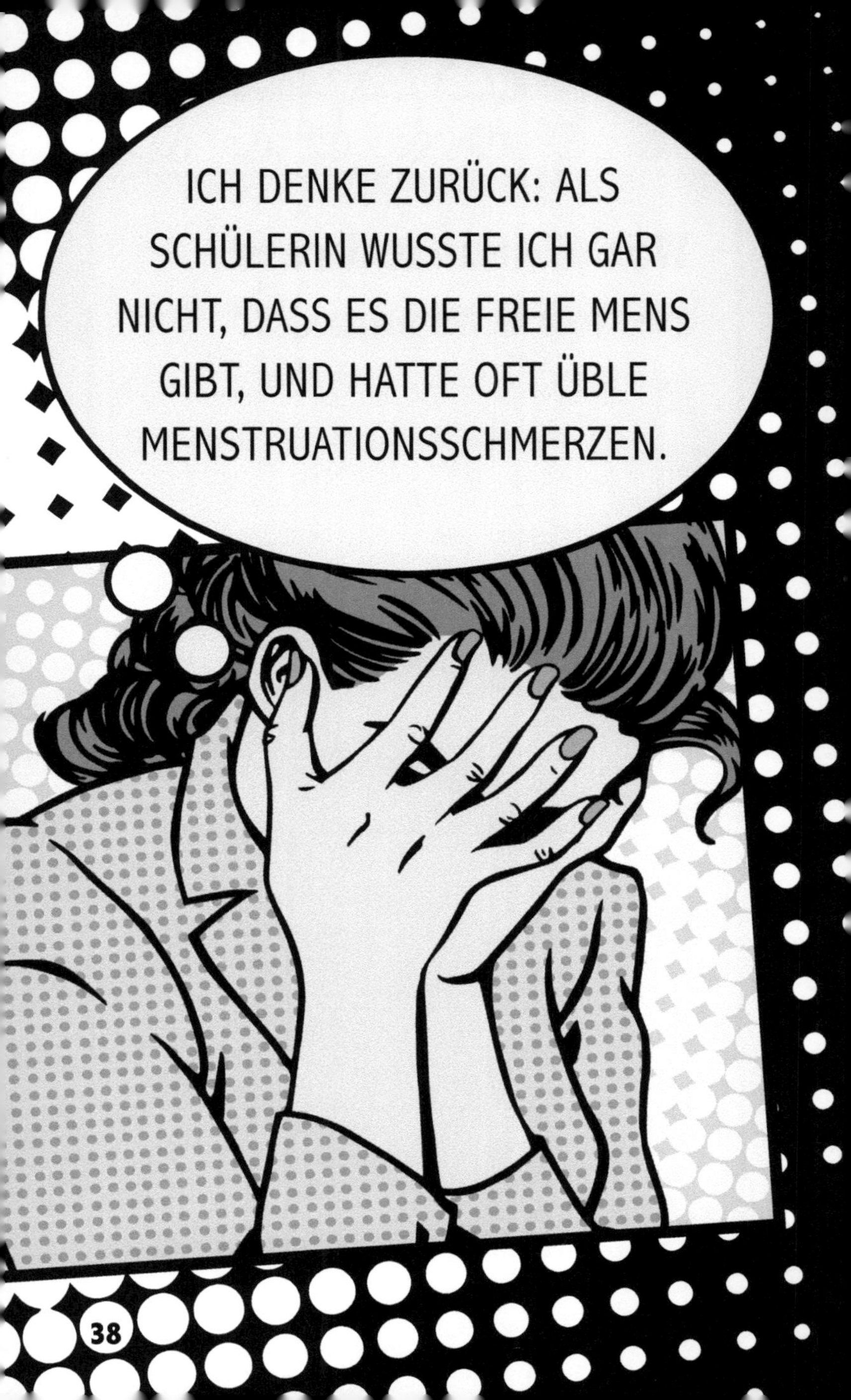
ICH DENKE ZURÜCK: ALS SCHÜLERIN WUSSTE ICH GAR NICHT, DASS ES DIE FREIE MENS GIBT, UND HATTE OFT ÜBLE MENSTRUATIONSSCHMERZEN.

Wie es mir früher ging

Ich traute mich nicht, jede Stunde aufs Schulklo zu gehen, wenn ich meine Regel hatte.

Was hätten die anderen bloß von mir gedacht?

Davon abgesehen wusste ich damals noch gar nichts von der freien Menstruation und dachte, bei der Regel blutet man entweder automatisch alles in die Binde oder lässt einen Tampon die Flüssigkeit aufsaugen. Menstruationstassen gab es damals noch nicht, aber auch hier wird genau dort ein künstlicher Staudamm erschaffen, wo eigentlich freie Bahn herrschen sollte.

Es wäre wohl wichtig, dass wir Frauen zu unserer Mens stehen. Immerhin ist sie die Voraussetzung dafür, Kinder bekommen zu können!!

Würden Jungs lebenslang heimlich in ihre Hose bluten – oder wohl eher eine große Show daraus machen und mit der Menge ihrer Blutung sogar angeben?

So nach dem Motto:

„Hey, Tom, lässt du auch jeden Monat 12 Liter Blut ab bei deiner Regel?" „Nur? Bei mir sind es locker 15!"

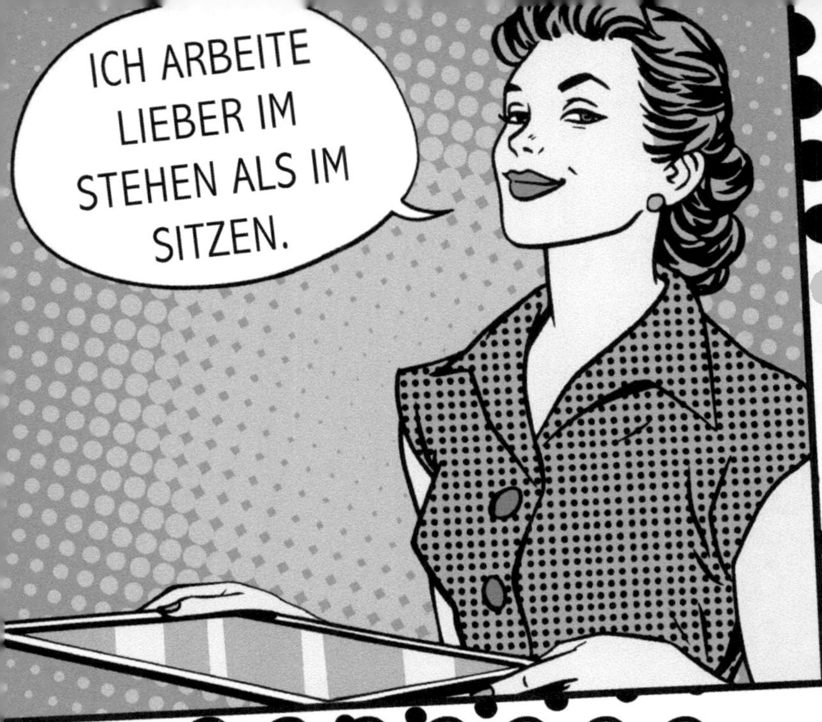

Mein Mann hat gekocht.

13:45 UHR

Ich habe für mein Mars-Projekt fast alles fertig gebracht.

Vor dem Essen besuche ich die Toilette und entleere ca. zwei Teelöffel Mensflüssigkeit, das Sicherheits-Toilettenpapier ist fast sauber. Mein Unterleib hat sich beruhigt, er ist nicht mehr so empfindsam wie vor zwei Stunden.

Gassigehen steht an.

15:20 UHR

Auf der Toilette bemerke ich, dass sich das Toilettenpapier in meinem Slip verschoben hat und die Einmalbinde rot geworden ist. Wie schade!

Ich entleere einen großen Batzen Mens-Gelee und lege sechs gefaltete Blätter TP in meinen Slip.

Ich rechne damit, die Papier-Barriere unterwegs zu brauchen, und möchte die Wäsche schützen.

Hattest du auch schon eine kleine Panne?

- ☐ Klar, das gehört dazu.
- ☐ Nein, ich passe höllisch auf.
- ☐ Mir passiert sowas leider öfter.
- ☐ ....

....

Überlauf und Tropf-Stop

17:05 UHR

Nach dem ausgiebigen Spaziergang ist klar, dass sich innerlich Flüssigkeit aufgestaut hat. Dennoch laufe ich gefühlsmäßig noch nicht über.

Auf der Toilette entleere ich mich. Das TP in meinem Slip ist kaum rot. Mensflüssigkeit-Ablassen tut jetzt gut und dauert etwa 60 Sekunden. Es gibt mehrere lange Phasen mit Rinnen-Tropfen-Stop bis zum echten Stop.

Yoga und Sauna: Tampon-Management

17:50 UHR

Gleich radle ich zum Yoga-Kurs, der um halb sieben beginnt. Vorher lasse ich nochmal ab. Es kommt erstaunlich viel! 6 Blatt TP als Einlage sollten für den Yoga-Kurs allerdings ausreichen.

Da ich nachher noch in die Sauna will, packe ich einen Tampon ein. Einige Freundinnen von mir nehmen beim Sport während der Mens ihre Mensbecher, eine hat ein Schwämmchen im Einsatz. Ich finde normale Tampons für kurze Zeit recht praktisch.

19:50 UHR

Das Yoga ist vorbei. Nach den Verschraubungen, Kräftigungen und der Tiefenentspannung fühle ich mich wie neu geboren.

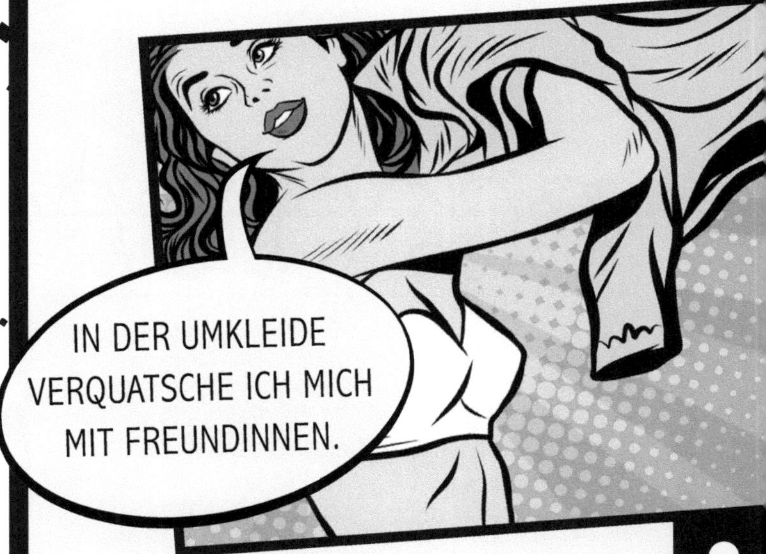

Der letzte Toilettenbesuch ist schon fast zwei Stunden her. In der tiefen Hocke kommt sehr viel Mensblut, mein eingelegtes Toilettenpapier hat fast nichts abbekommen. Nach ungefähr einer Minute bin ich fertig und wische mich ab.

Anschließend benutze ich tatsächlich einen echten Tampon, denn ich möchte ja in die Sauna und diese entspannt genießen.

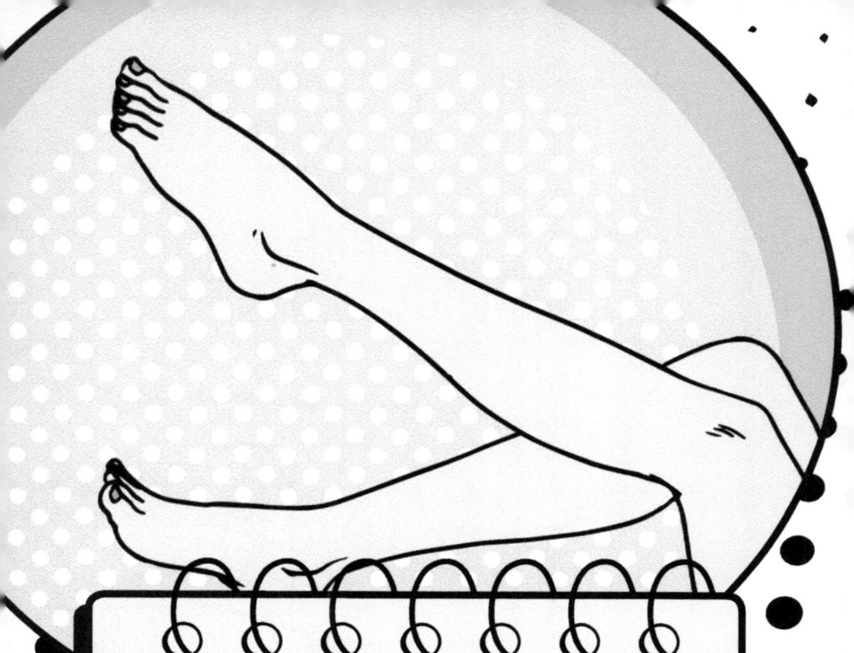

20:30 UHR

Ich war etliche Zeit in der Sauna, habe gut geschwitzt und lange geduscht. Das fühlt sich herrlich frisch an.

Auf der Toilette entferne ich den Tampon. Er ist halb vollgesogen mit Mensblut. Rasch entsorge ich ihn im kleinen Mülleimer, der für diese Zwecke an der Kabinenwand befestigt ist. Zum Glück muss ich dort nicht öfter als nötig reinschauen, das Ding ist etwas eklig ...

Ich lege vier Blatt gefaltetes TP in meinen Slip. Das wird bis nach Hause reichen.

Noch schnell fönen. Fertig. Ich radle heim.

Welche Methode wählst du statt der freien Mens?

- ☐ Beim Sport verwende ich Tampons.
- ☐ Ich habe mit Menstruationstassen gute Erfahrungen gemacht.
- ☐ Dünne Binden gehen eigentlich immer, außer beim Schwimmen und in der Sauna.
- ☐ Ich mache es wie Lea: Die meiste Zeit freie Mens, sonst wie früher.
- ☐ ....

  ....
- ☐ ....

  ....
- ☐ ....

  ....

Wieder zu Hause

21:00 UHR

Ich trage mein Mens-Tagebuch nach. Anschließend spüre ich recht starken Harndrang, eine Nachwirkung der Sauna. Es kommt auch etwas Mensflüssigkeit.

Nun noch einen kleinen Happen essen und dann auf die wohlverdiente Fernsehcouch zu meinem Mann. So entspannt kann die Regel sein, wenn alles kontrolliert abläuft.

Schlaf-Vorbereitung

22:50 UHR

Zähneputzen im Zehenstand und vor dem Schlafengehen nochmals auf die Toilette. Es kommt recht wenig Mensflüssigkeit.

In den Slip lege ich acht Blatt gefaltetes TP. Ich weiß, dass ich nachts „dicht" sein werde, aber nach dem Aufwachen rasch eine Toilette brauche. Praktisch, dass sie nur wenige Schritte von mir entfernt ist.

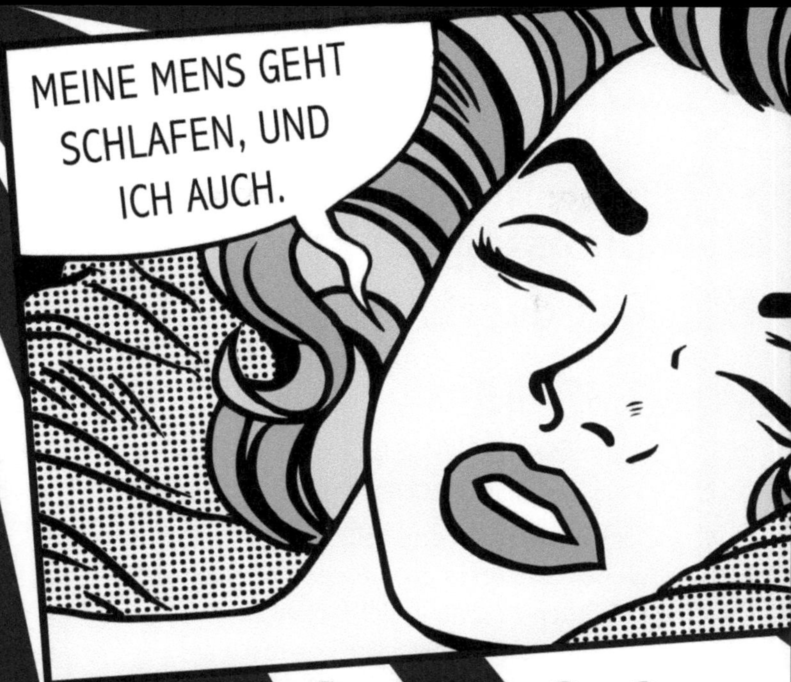

Was machst du nachts?

- ☐ Abends gut ablassen und morgens rasch auf die Toilette, wie Lea.
- ☐ Ich verwende Binden.
- ☐ ....

....

Dienstag, 3. Zyklustag: Gut geschlafen

7:35 UHR

Heute ist schulfrei, wir können lange schlafen. Sogar die kleine Nachteule hält sich daran.

Als ich auf die Toilette gehe, freue ich mich auf große Mens-Ernte und werde nicht enttäuscht. Es dürften ca. zwei Esslöffel Mensflüssigkeit sein, die über etliche Sekunden rasch aus mir herausrinnen. Durch aktives Drücken, Anhalten, Drücken und Anhalten beschleunige ich die Entleerung.

Ich mache mich sauber und lege vier Blatt gefaltetes TP in meinen Slip.

8:05 UHR

Beim Zähneputzen gehe ich nochmal auf die Toilette. Es kommt nur wenig. Vier Blatt TP in den Slip.

Nach dem Frühstück Gassi mit den Hunden.

9:50 UHR

Zu Hause kommt ein großer Batzen Mens-Gelee. Auf dem Toilettenpapier findet sich etwas Blut. Ich lege vier Blatt TP in den Slip.

Zum Bahnhof

11:30 UHR

Das Toilettenpapier ist fast sauber. Ich lasse vorsorglich – allerdings kaum etwas – ab, da ich zum Bahnhof muss. Zur Sicherheit lege ich eine Slipeinlage unter die sechs Blatt gefaltetes TP.

Und unterwegs?

- ☐ Nehme ich Binden, sicher ist sicher.
- ☐ Sind mir Tampons am liebsten.
- ☐ Finde ich einen Platz zum Ablassen.
- ☐ ....

....

Auf zum Reitstall

14:30 UHR

Drei Stunden später bin ich wieder zurück zu Hause. Es ist halb drei, bis ich die Toilette besuche. Bevor wir zum Reitstall fahren, möchte ich noch einmal entleeren.

Es kommt ein großer Batzen Mens-Gelee ohne Nachtropfen. Das Toilettenpapier hat fast kein Blut, die Slipeinlage ist weiß. Ich lege nur vier Blatt TP in den Slip, da es im Reitstall ein schönes WC gibt, falls es nötig wäre.

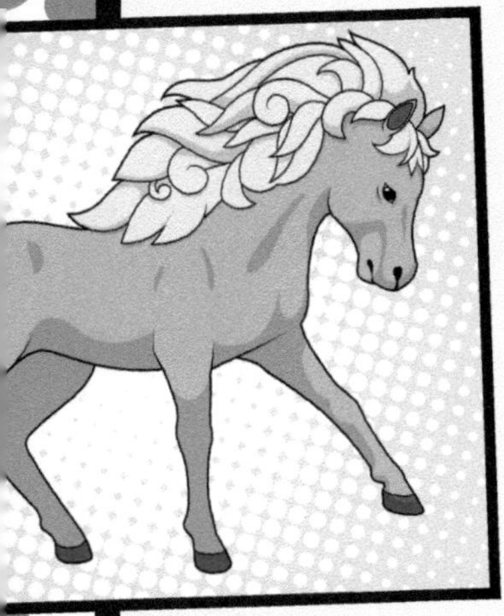

17:30 UHR

Wir sind zurück aus dem Reitstall. Zu Hause auf der Toilette kommen ein bis zwei kleinere Batzen Mens-Gelee.

Das Toilettenpapier ist weiß, die Slipeinlage auch. Ich verwende nur noch drei Blatt gefaltetes TP und benutze das Einlagepapier zum Abwischen.

19:10 UHR

Nochmaliger Yoga-Luxus steht bevor. Ich wische mich ab, denn es gibt momentan nichts zum Ablassen, und lege zwei Blatt TP ein.

Selbstgedrehter Tampon

21:00 UHR

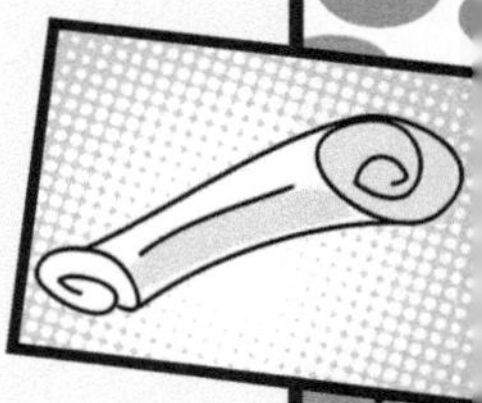

Nach dem Yoga habe ich nur wenig abzulassen. Ich schnappe mir ein Blatt Toilettenpapier, falte es in die Hälfte und drehe daraus einen eigenen „Hilfs-Tampon" für die Sauna. Ein bisschen davon lasse ich rausstehen, damit ich den Hilfs-Tampon nachher gut entfernen kann.

21:15 UHR

Nach der Sauna entferne ich den Hilfs-Tampon. Er ist nur halbvoll mit Blut. Dann noch eiskalt duschen, zur Toilette und zwei Blatt TP in den Slip. Anziehen und nach Hause.

22:30 UHR

Vor dem Schlafengehen gehe ich wie immer auf die Toilette. Ich habe nichts weiter abzulassen und lege vier Blatt TP in den Slip.

Mittwoch, 4. Zyklustag: Schmierblutung startet

6:30 UHR

Die Schule läuft wieder ... aufstehen, gähn!

Auf der Toilette stelle ich fest, dass das Toilettenpapier über Nacht sauber geblieben ist. Wir haben erst Zyklustag vier – war das tatsächlich schon alles?

Ich umwickle den rechten Zeigefinger mit Toilettenpapier und bohre vorsichtig nach: Die Mens-Flüssigkeit wird etwas wässriger und es gibt derzeit nichts aktiv abzulassen.

Vorsorglich lege ich dennoch drei Blatt gefaltetes TP in den Slip, da ich von einer Schmierblutung ausgehe.

8:40 UHR

Ich habe etwas rot-braune Schmiere am TP. Das Ablassen ist nicht möglich. Ich erneuere das TP durch zwei Blatt, da ich zu Hause bleibe.

11:30 UHR

Es schmiert weiterhin. Ich erneuere das fast saubere TP durch drei Blatt, da ich einen Weg zum Kindergarten vor mir habe.

Radausflug ins Grüne

15:30 UHR

Es ist schönes Wetter und wir radeln zum Fluss. Im Gepäck haben wir Picknick-Sachen.

Bevor wir starten, besuche ich die Toilette. Beim Ablassen kommt ein kleiner Batzen Mens-Gelee. Immerhin, ich war ja zuletzt vor vier Stunden auf der Toilette.

Da nichts Größeres mehr zu erwarten ist, reichen drei Blatt gefaltetes TP aus. Zur Not gäbe es unterwegs auch immer einen Busch.

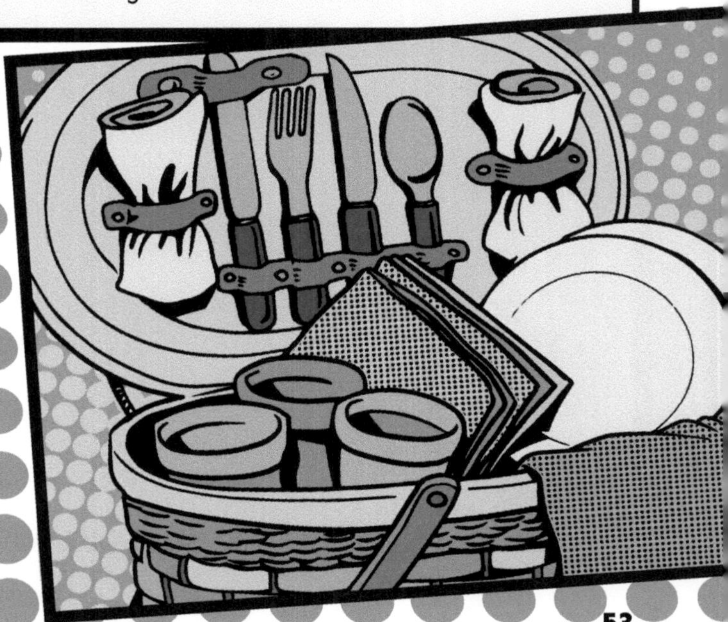

18:45 UHR

Der Ausflug war wunderschön und ich habe unterwegs noch nicht mal einen Stopp zum Ablassen gebraucht.

Das TP in meinem Slip ist etwas rotbraun, aber trocken. Durch die leichte Schmierblutung ist kein echtes Ablassen möglich. Als Wäscheschutz lege ich drei Blatt gefaltetes TP in den Slip.

Mein Mann ist zu Hause. Ich ziehe in Richtung Möbelhaus los, da ich eine Lampe brauche.

Es geht dem Ende zu.

20:30 UHR

Ich bin wieder zu Hause. Nach wie vor habe ich eine leichte Schmierblutung, die nicht tropft.

Das TP ist trocken geblieben. Ich verzichte deshalb auf weiteres Toilettenpapier, da ich noch immer schwarze Slips trage und nicht so superempfindlich bin, was Flecken angeht.

23:30 UHR

Die Schmierblutung wird weniger, der Slip ist trocken. Mit meiner Mens geht es dem Ende zu. Ich brauche keine TP-Einlage mehr für die Nacht.

Irgendwann ist die Mens dann fast vorüber …

- ☐ Ich habe die Erfahrung gemacht, dass es noch ein paar Tage vor sich hin schmiert.
- ☐ Bei mir blutet es ziemlich stark fast bis zum Schluss.
- ☐ Am Ende kann ich mir, wie Lea, die Einlagen so gut wie ganz sparen.
- ☐ Wenn ich schwarze Unterwäsche trage, sind mir die letzten Tage der Mens ziemlich egal.
- ☐ ……………………………………………………

  ……………………………………………………
- ☐ ……………………………………………………

  ……………………………………………………
- ☐ ……………………………………………………

  ……………………………………………………

Donnerstag, 5. Zyklustag: Fast vorbei

6:30 UHR

Mein Slip ist trocken geblieben, auch ohne Einlage.

Beim morgendlichen Besuch der Toilette bemerke ich jedoch eine ziemlich starke Schmierblutung, die ich abwische. Abzulassen gibt es nichts. Ich nehme keine TP-Einlage.

8:00 UHR

Die Schmierblutung wird leichter, das Blut heller. Ich wische mich gut ab und verzichte nach wie vor auf eine TP-Einlage.
Unterwegs in den Kindergarten und einkaufen.

Ein letzter kleiner Batzen

10:00 UHR

Großartig, soeben habe ich zu Hause einen kleinen Batzen Mens-Gelee abgelassen! :-)
Die Schmierblutung ist sehr leicht, eine TP-Einlage brauche ich nicht.

Endlich wieder Stuhlgang

11:55 UHR

Um kurz vor zwölf habe ich endlich wieder einmal Stuhlgang.

Ich erinnere mich: Nach den Geburten dauerte es auch ein paar Tage, bis mein Darm erneut ansgesprungen ist.

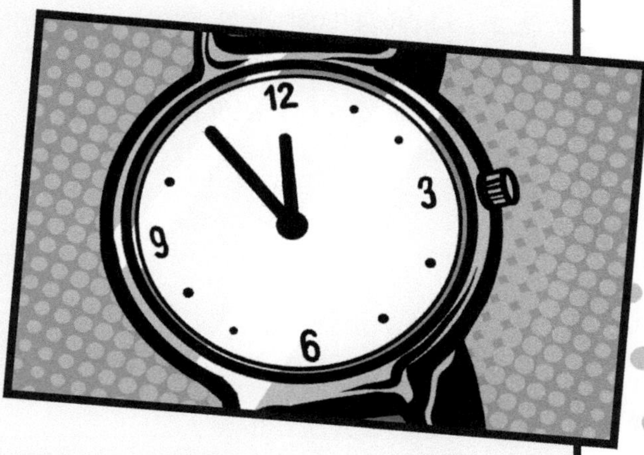

13:50, 15:30, 17:10 UHR

Eigentlich müsste ich gar nicht so oft auf die Toilette. Die Schmierblutung wird immer weniger, nur abends kommt beim Versuch abzulassen nochmal eine lange rötlich-schleimige Tropfspur.

Die Aufräumarbeit ist fast vorbei.

Was hast du über deine Verdauung gelernt?

- ☐ Nichts Neues, ich wusste vorher schon prima darüber Bescheid.
- ☐ Verdauung und Mens scheinen Hand in Hand zu gehen. Das ist interessant!
- ☐ Zu Beginn der Mens verdaue ich mega, danach kommt erstmal eine Pause.
- ☐ Blähungen sind während der Mens besonders schmerzhaft.
- ☐ ....

  ....
- ☐ ....

  ....
- ☐ ....

  ....

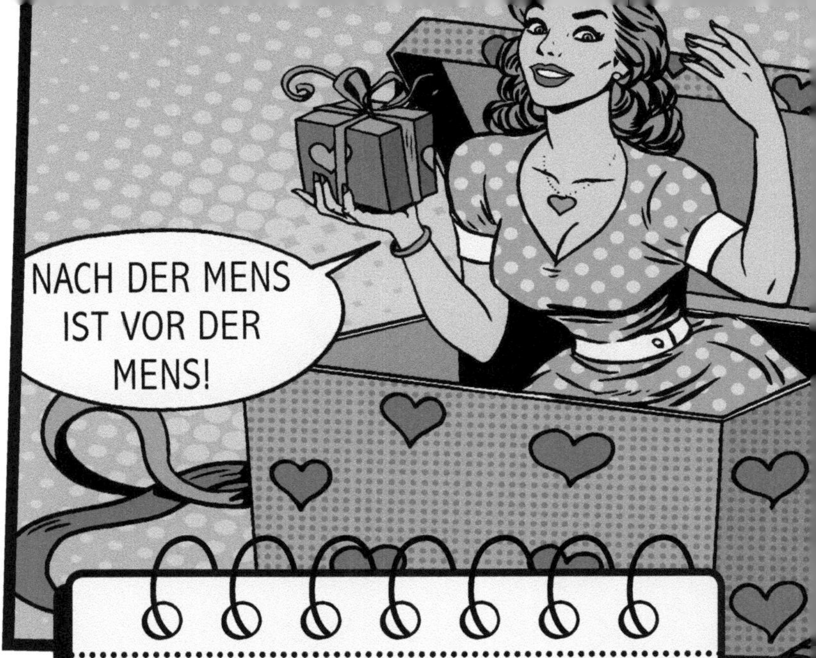

6. und 7. Zyklustag: Ende und neuer Anfang

FREITAG

Es kommt den Tag über noch rostbrauner Schleim. Ich achte nicht mehr darauf.

SAMSTAG

Morgens kommt noch leicht rötlicher Schleim. Ab Mittag ist dann auch dieser weg, sogar auf Nachbohren.

Die freie Mens ist vorüber, eine neue Zeit der Fruchtbarkeit und des Aufbaus fängt an.

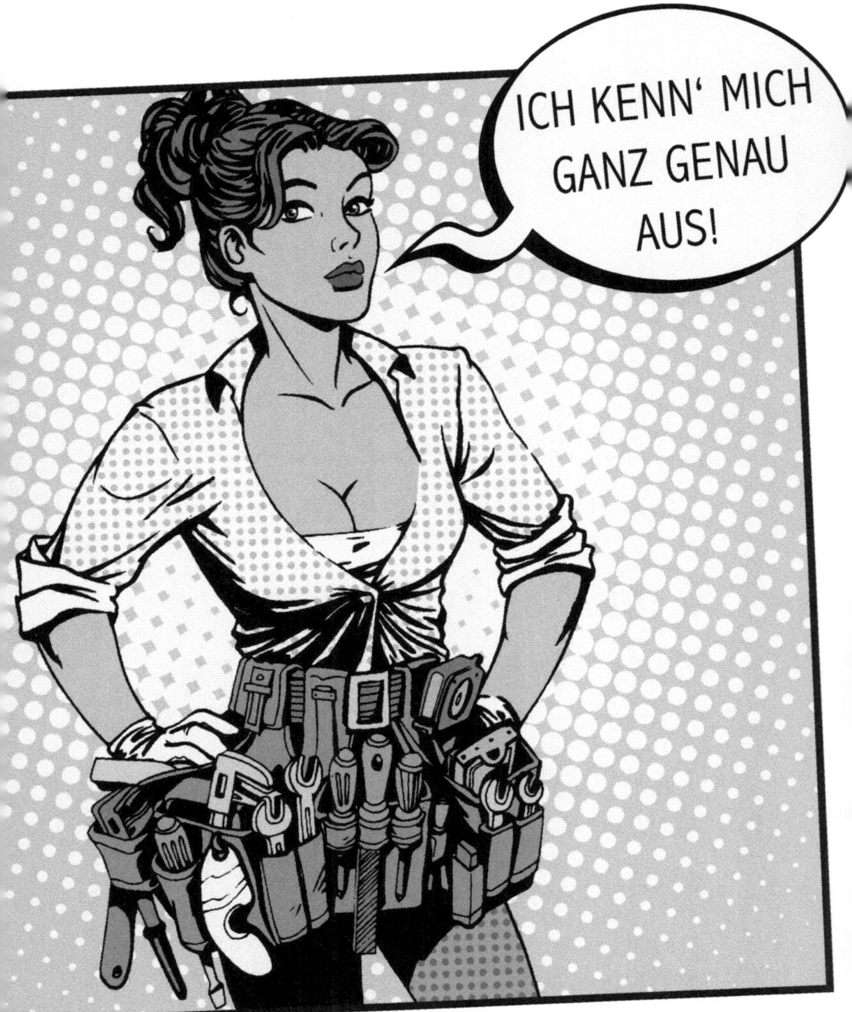
ICH KENN' MICH GANZ GENAU AUS!

Deine freie Mens und ihre Phasen

Erstelle nun dein eigenes Mens-Protokoll, um die freie Mens zu lernen und in Ruhe zu üben. Orientiere dich dabei an den verschiedenen MENS-PHASEN, was die zu erwartende Stärke der Blutung angeht.

Tipp

* Wenn du deine morgendliche AUFWACH-TEMPERATUR regelmäßig misst, lässt sich am Temperaturabfall erkennen, wann deine Mens einsetzt.
* In KOMBINATION mit Scheidenschleim-Beobachtung kannst du bei genauer Einhaltung der Regeln außerdem eine Schwangerschaft verhindern – oder sie aber gezielt planen. Diese Methode heißt dann „Sympto-Thermale Methode“, weil du auf Symptome achtest und die Temperatur misst. Ein anderer Ausdruck dafür ist „nfp“, natürliche Familienplanung. Besorge dir ein spezielles Übungsbuch, wenn dich diese Methode interessiert. Unter anderem von der „Arbeitsgruppe nfp“ findest du geeignete Literatur.

Was auch immer du vorhast: Eine Regel-Expertin zu sein ist für junge Mädchen mindestens ebenso interessant wie für ältere Frauen, die verhüten wollen oder einen Kinderwunsch haben. Als Frau solltest du immer genau Bescheid wissen, was in deinem Körper vor sich geht.

Mens-Phase 0: Die Ahnung, dass etwas passieren wird

PMS, Prä-Menstruelles-Syndrom. Klingt gefährlich, kann es auch sein – vor allem für dein Umfeld ;-)

Hast du schon einmal davon gehört? Zum Beispiel, wenn jemand in deiner Umgebung an den Tagen vor den Tagen von „der mit PMS“ gesprochen und dabei eine gewisse weibliche Person und deren Gereiztheit gemeint hat?

Kein Wunder, dass du verstimmt bist. Hormonell steht ein großer Umbruch bevor, denn immerhin waren die ganze Aufbauarbeit und das Fruchtbarkeitsgetue deines Körpers umsonst. Alles Balzen hat nichts gebracht: Das Ei wird nun unbefruchtet ausgeschieden, und mit ihm der gesamte abgebaute Wohnwagen in deiner Gebärmutter, sprich die schöne, fruchtbare Schleimhaut.

Mens-Phase 1: Der Abbruch beginnt

Die Blutung startet in der Regel langsam mit frischem Blut, was dir auf der Toilette beim Saubermachen auffallen wird.

Typisch in dieser Phase:

* Blähungen, die eventuell auch schon am Tag vor dem Abbruch spürbar sind.

Üblicherweise findet zu dieser Zeit auch eine (größere) Darmentleerung statt. Wie vor der Geburt räumt dein Körper gründlich auf und macht die Wege so frei wie möglich.

Mens-Phase 2: Die Schleusen werden geöffnet

Nun geht es ans Eingemachte, denn sämtliches verbrauchte Gewebe muss entfernt werden.

Typisch in dieser Phase:

* Der Unterleib ist sehr empfindlich und in Habachtstellung.
* Die Mächtigkeit des Ablassens erinnert an eine echte Geburt, es gibt kein Halten mehr.

Üblicherweise passiert diese Phase am 1. und 2. Menstag.

Du bist nun eventuell genau so empfindsam wie dein Unterleib, und besonders jetzt können sich Blockaden (Tampons und dergleichen) hinderlich auf das schmerzfreie Ausscheiden auswirken.

Wenn du merkst, dass du im Unterleib zu Krämpfen neigst, dann probiere aus, auf der Toilette ganz entspannt zu mensieren und untenrum alles loszulassen.

Inklusive Darm, denn Blähungen sind fies und können sehr starke Schmerzen hervorrufen.

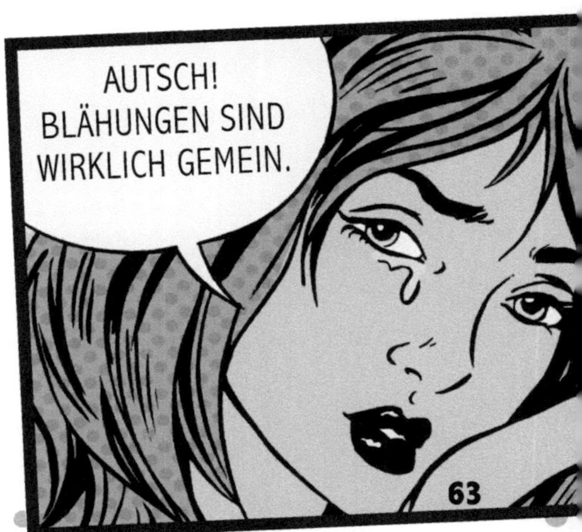

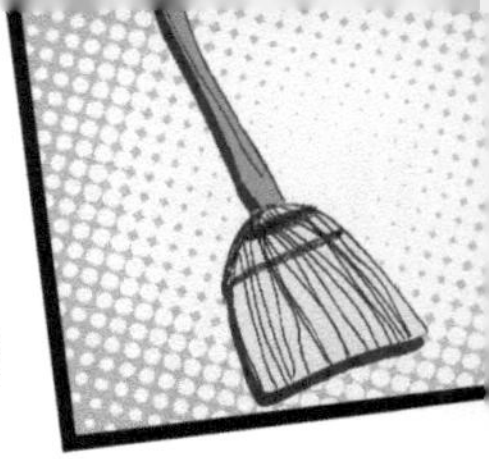

Mens-Phase 3: Das ordentliche Auskehren

Im Anschluss an die flotte „Gebärphase“ kommt die sorgfältige „Reinigungsphase“, vergleichbar mit dem Wochenfluss nach der Geburt.

Typisch in dieser Phase:

* Das ordentliche Auskehren reinigt gründlich und gut.
* Nun werden all jene Teile entsorgt, die sich immer noch in der Gebärmutter befinden und dort keinen Nutzen mehr haben.

Die Reinigungsphase dauert üblicherweise vom 3. bis zum 4. Menstag.

Mens-Phase 4: Nachtropfen und Schmierbluten

Sobald gründlich ausgekehrt und gereinigt ist, folgt der Abspann.

Typisch in dieser Phase:

* Wie nach einem Kinofilm kann der Abspann einige Zeit dauern.
* Im Abspann gibt es noch eine gewisse Zeit des Nachtropfens und Schmierblutens.

Diese Mens-Phase überlappt sich teilweise mit Mens-Phase 3 und sie dauert üblicherweise bis zum 5. oder 6. Mens-Tag.

Mens-Phase 5: Sauberschleim wird wiederhergestellt

Kaum merkbar geht das Schmierbluten in Sauberschleim über, der als neue Basis für einen fruchtbaren Zeitraum dient.

Dabei gilt das Motto: Nach der Mens ist vor der Mens, denn wenn der Sauber- und später Fruchtbarkeitsschleim nicht für eine Schwangerschaft genutzt werden, führt die Nicht-Befruchtung der Eizelle automatisch zu einer neuen Abbruchblutung.

Gut zu wissen:

* Die bereits erwähnte „Sympto-Thermale-Methode" (also die Kombination aus Scheidenschleimbeobachtung und Temperaturmessung) geht von 6 unfruchtbaren Tagen nach Zyklusbeginn aus. Danach beginnt, falls du ungeschützten Geschlechtsverkehr hast, das Rennen um die befruchtungswillige Eizelle erneut.
* Du solltest also auf der Hut sein und damit rechnen, dass du schon relativ früh im Zyklus schwanger werden kannst! Spermien überleben in fruchtbarem Schleim etliche Tage, und du kannst nie wissen, wann dein nächster Eisprung sein wird.

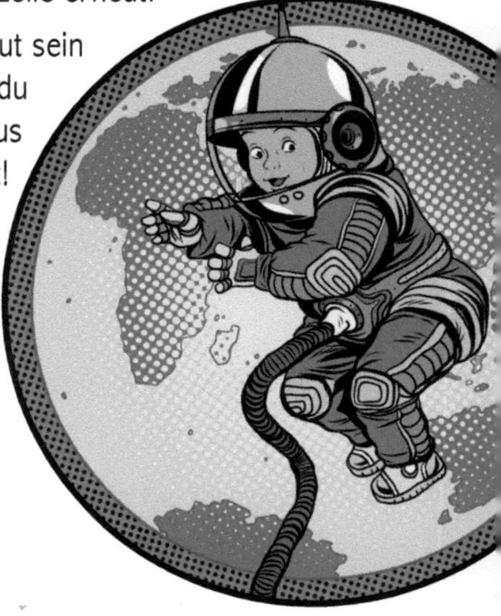

Notiere nun deine freie Mens!

Finde heraus, an welchen Mens-Tagen welche Mens-Phasen auf dich zutreffen und wie du die freie Mens konkret für dich umsetzen kannst.

Dabei ist es hilfreich, die Uhrzeiten deiner Beobachtungen zu notieren und dadurch rasch zu erkennen, wie lange die einzelnen Phasen bei dir dauern.

Ein innerlich bekannter Ablaufplan schützt dich vor ungeliebten Überraschungen.

So kannst du, im Falle des Ausübens der freien Mens, schon vorher wissen, wann du wie oft eine Toilette aufsuchen wirst müssen, um trocken zu bleiben.

Oder aber du planst, Hygieneartikel ökonomisch und zielsicher einzusetzen, beispielsweise weil du schwimmen gehen möchtest, eine Prüfung bevorsteht oder du beruflich über etliche Stunden keine Toilette zur Verfügung hast.

LOS GEHT'S!

TAG: ..../ ....20......

ZYKLUSTAG: .... MENS-PHASE: ....

HYGIENE-PRODUKT(E): ....

.... : .... Uhr

☐ Ablassen ☐ Mens-Gelee ☐ Schmierblutung

....

.... : .... Uhr

☐ Ablassen ☐ Mens-Gelee ☐ Schmierblutung

....

.... : .... Uhr

☐ Ablassen ☐ Mens-Gelee ☐ Schmierblutung

....

.... : .... Uhr

☐ Ablassen ☐ Mens-Gelee ☐ Schmierblutung

....

TAG: ..../ ......•......•20......

ZYKLUSTAG: .... MENS-PHASE: ....

HYGIENE-PRODUKT(E): ....

.... : .... Uhr

☐ Ablassen ☐ Mens-Gelee ☐ Schmierblutung

....

.... : .... Uhr

☐ Ablassen ☐ Mens-Gelee ☐ Schmierblutung

....

.... : .... Uhr

☐ Ablassen ☐ Mens-Gelee ☐ Schmierblutung

....

.... : .... Uhr

☐ Ablassen ☐ Mens-Gelee ☐ Schmierblutung

....

TAG: ..../.......……..20......

ZYKLUSTAG: .... MENS-PHASE: ....

HYGIENE-PRODUKT(E): ....

.... : .... Uhr

☐ Ablassen ☐ Mens-Gelee ☐ Schmierblutung

....

.... : .... Uhr

☐ Ablassen ☐ Mens-Gelee ☐ Schmierblutung

....

.... : .... Uhr

☐ Ablassen ☐ Mens-Gelee ☐ Schmierblutung

....

.... : .... Uhr

☐ Ablassen ☐ Mens-Gelee ☐ Schmierblutung

....

TAG: ..../.....•......•20......

ZYKLUSTAG: .... MENS-PHASE: ....

HYGIENE-PRODUKT(E): ....

.... : .... Uhr

☐ Ablassen ☐ Mens-Gelee ☐ Schmierblutung

....

.... : .... Uhr

☐ Ablassen ☐ Mens-Gelee ☐ Schmierblutung

....

.... : .... Uhr

☐ Ablassen ☐ Mens-Gelee ☐ Schmierblutung

....

.... : .... Uhr

☐ Ablassen ☐ Mens-Gelee ☐ Schmierblutung

....

TAG: ..../.......•......•20......

ZYKLUSTAG: .... MENS-PHASE: ....

HYGIENE-PRODUKT(E): ....

.... : .... Uhr

☐ Ablassen ☐ Mens-Gelee ☐ Schmierblutung

....

.... : .... Uhr

☐ Ablassen ☐ Mens-Gelee ☐ Schmierblutung

....

.... : .... Uhr

☐ Ablassen ☐ Mens-Gelee ☐ Schmierblutung

....

.... : .... Uhr

☐ Ablassen ☐ Mens-Gelee ☐ Schmierblutung

....

TAG: ………………/ …….…….20……

ZYKLUSTAG: ………… MENS-PHASE: …………

HYGIENE-PRODUKT(E): ………………………………

………… : ………… Uhr

☐ Ablassen ☐ Mens-Gelee ☐ Schmierblutung

…………………………………………………………………………………

………… : ………… Uhr

☐ Ablassen ☐ Mens-Gelee ☐ Schmierblutung

…………………………………………………………………………………

………… : ………… Uhr

☐ Ablassen ☐ Mens-Gelee ☐ Schmierblutung

…………………………………………………………………………………

………… : ………… Uhr

☐ Ablassen ☐ Mens-Gelee ☐ Schmierblutung

…………………………………………………………………………………

TAG: ..../ ....•.......•20......

ZYKLUSTAG: .... MENS-PHASE: ....

HYGIENE-PRODUKT(E): ....

.... : .... Uhr

☐ Ablassen ☐ Mens-Gelee ☐ Schmierblutung

....

.... : .... Uhr

☐ Ablassen ☐ Mens-Gelee ☐ Schmierblutung

....

.... : .... Uhr

☐ Ablassen ☐ Mens-Gelee ☐ Schmierblutung

....

.... : .... Uhr

☐ Ablassen ☐ Mens-Gelee ☐ Schmierblutung

....

TAG: ..../ ....20......

ZYKLUSTAG: .... MENS-PHASE: ....

HYGIENE-PRODUKT(E): ....

.... : .... Uhr

☐ Ablassen ☐ Mens-Gelee ☐ Schmierblutung

....

.... : .... Uhr

☐ Ablassen ☐ Mens-Gelee ☐ Schmierblutung

....

.... : .... Uhr

☐ Ablassen ☐ Mens-Gelee ☐ Schmierblutung

....

.... : .... Uhr

☐ Ablassen ☐ Mens-Gelee ☐ Schmierblutung

....

TAG: .... / ......•......•20......

ZYKLUSTAG: .... MENS-PHASE: ....

HYGIENE-PRODUKT(E): ....

.... : .... Uhr

☐ Ablassen ☐ Mens-Gelee ☐ Schmierblutung

....

.... : .... Uhr

☐ Ablassen ☐ Mens-Gelee ☐ Schmierblutung

....

.... : .... Uhr

☐ Ablassen ☐ Mens-Gelee ☐ Schmierblutung

....

.... : .... Uhr

☐ Ablassen ☐ Mens-Gelee ☐ Schmierblutung

....

TAG: ..../......•......•20......

ZYKLUSTAG: .... MENS-PHASE: ....

HYGIENE-PRODUKT(E): ....

.... : .... Uhr

☐ Ablassen ☐ Mens-Gelee ☐ Schmierblutung

....

.... : .... Uhr

☐ Ablassen ☐ Mens-Gelee ☐ Schmierblutung

....

.... : .... Uhr

☐ Ablassen ☐ Mens-Gelee ☐ Schmierblutung

....

.... : .... Uhr

☐ Ablassen ☐ Mens-Gelee ☐ Schmierblutung

....

TAG: ..../......•......•20......

ZYKLUSTAG: .... MENS-PHASE: ....

HYGIENE-PRODUKT(E): ....

.... : .... Uhr

☐ Ablassen ☐ Mens-Gelee ☐ Schmierblutung

....

.... : .... Uhr

☐ Ablassen ☐ Mens-Gelee ☐ Schmierblutung

....

.... : .... Uhr

☐ Ablassen ☐ Mens-Gelee ☐ Schmierblutung

....

.... : .... Uhr

☐ Ablassen ☐ Mens-Gelee ☐ Schmierblutung

....

TAG: ..../ ......•......•20......

ZYKLUSTAG: .... MENS-PHASE: ....

HYGIENE-PRODUKT(E): ....

.... : .... Uhr

☐ Ablassen ☐ Mens-Gelee ☐ Schmierblutung

....

.... : .... Uhr

☐ Ablassen ☐ Mens-Gelee ☐ Schmierblutung

....

.... : .... Uhr

☐ Ablassen ☐ Mens-Gelee ☐ Schmierblutung

....

.... : .... Uhr

☐ Ablassen ☐ Mens-Gelee ☐ Schmierblutung

....

TAG: ..../.......•.......•20......

ZYKLUSTAG: .... MENS-PHASE: ....

HYGIENE-PRODUKT(E): ....

.... : .... Uhr

☐ Ablassen ☐ Mens-Gelee ☐ Schmierblutung

....

.... : .... Uhr

☐ Ablassen ☐ Mens-Gelee ☐ Schmierblutung

....

.... : .... Uhr

☐ Ablassen ☐ Mens-Gelee ☐ Schmierblutung

....

.... : .... Uhr

☐ Ablassen ☐ Mens-Gelee ☐ Schmierblutung

....

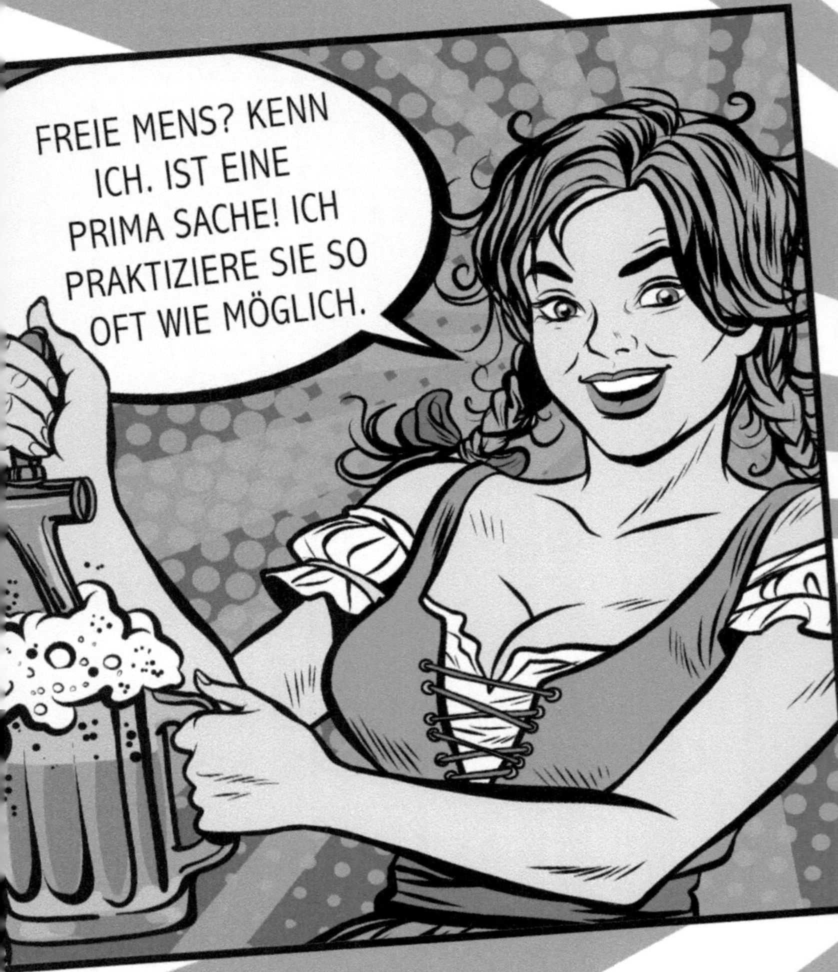
FREIE MENS? KENN ICH. IST EINE PRIMA SACHE! ICH PRAKTIZIERE SIE SO OFT WIE MÖGLICH.

Frei menstruieren und dazu stehen?

Erzähle doch einfach im Freundes-, Bekannten- und KollegInnenkreis von deiner neuen Methode der FREIEN MENS. Animiere auch andere Frauen dazu, sich während ihrer Tage ausreichend Zeit zu nehmen, um frei zu mensieren.

Bestimmt hast du ein paar konkrete Ideen, wie du die freie Mens unters (Weiber-)Volk bringst.

- ☐ „Ich menstruiere gerade frei und brauche eine Toilette."
- ☐ „Mensiert hier noch eine außer mir?"
- ☐ ....

  ....
- ☐ ....

  ....

Bibliografische Information der Deutschen Nationalbibliothek: Die Deutsche Nationalbibliothek verzeichnet diese Publikation in der Deutschen Nationalbibliografie; detaillierte bibliografische Daten sind im Internet über http://dnb.d-nb.de abrufbar.

1. Auflage August 2016

Verlagsanschrift Anton-Hochmuth-Straße 8, 5020 Salzburg, Österreich
Internet www.editionriedenburg.at
E-Mail verlag@editionriedenburg.at
Lektorat Dr. Heike Wolter, Regensburg; Carla Oblasser, Salzburg
Fachlektorat Anna Rockel-Loenhoff, Unna
Illustrationen Folgende Illustrationen stammen von Fotolia.com:
© studiostoks: Coverfrau, Kellnerin, Weltraumbaby, Frau mit Blähungen in der Vergangenheit, Frau mit Werkzeuggürtel, Frau in der Kiste, Armbanduhr, Picknickkorb, Frau arbeitet stehend mit Tablet in der Hand, schluchzende Frau, Spiegeleier, Frau mit Hut, Oma mit Geburtstagskuchen, Frau neben Waschmaschine, küssendes Pärchen, Frau mit Tagebuch, zwei Frauen im Gespräch, Frau im Ballkleid, Frau mit Schutzhelm, Toilette, einzelne Sprechblasen, große Lippen mit Sprechblase
© Alexander Pokusay: Pferd, schlafende Frau, Hunde, Hand reicht Toilettenpapier
© rogistok: Nackte Beine
© reineg: Darstellung Menstruationszyklus

Satz und Layout edition riedenburg
Herstellung Books on Demand GmbH, Norderstedt

ISBN 978-3-903085-46-6

edition riedenburg
editionriedenburg.at